骨盆创伤急救手册

Handbook of Pelvic Trauma Emergency

主　审　唐佩福　吴新宝

主　编　周东生

副主编　王　钢　　王鲁博　　王伯珉　　李连欣　　穆卫东　　郭晓山
　　　　汤　欣　　张殿英　　陈　仲　　孙占胜　　郝振海　　许世宏
　　　　王　甫　　王永会

编　者　（按姓氏笔画排序）
　　　　王大伟　　王凤蕊　　王延宙　　王国栋　　卢　舜　　刘凡孝
　　　　孙玉强　　李开南　　李庆虎　　辛茂源　　宋文豪　　吴军卫
　　　　张　琰　　张　鹏　　张国明　　杨永良　　贺　宇　　贾宏磊
　　　　徐　鹏　　陶扶林　　崔昊旻　　韩　珂　　韩　勇　　董金磊
　　　　傅佰圣　　谭国庆

人民卫生出版社

图书在版编目（CIP）数据

骨盆创伤急救手册 / 周东生主编．—北京：人民卫生出版
社，2016

ISBN 978-7-117-22547-2

Ⅰ．①骨…　Ⅱ．①周…　Ⅲ．①骨盆–创伤–急救–手册
Ⅳ．①R683.305.97–62

中国版本图书馆 CIP 数据核字（2016）第 100599 号

人卫智网	**www.ipmph.com**	医学教育、学术、考试、健康，购书智慧智能综合服务平台
人卫官网	**www.pmph.com**	人卫官方资讯发布平台

骨盆创伤急救手册

主　　编：周东生
出版发行：人民卫生出版社（中继线 010-59780011）
地　　址：北京市朝阳区潘家园南里 19 号
邮　　编：100021
E - mail：pmph @ pmph.com
购书热线：010-59787592　010-59787584　010-65264830
印　　刷：三河市宏达印刷有限公司
经　　销：新华书店
开　　本：889×1194　1/32　　印张：6
字　　数：156 千字
版　　次：2016 年 6 月第 1 版　2016 年 6 月第 1 版第 1 次印刷
标准书号：ISBN 978-7-117-22547-2/R·22548
定　　价：60.00 元

打击盗版举报电话：010-59787491　E-mail：WQ @ pmph.com
（凡属印装质量问题请与本社市场营销中心联系退换）

主编简介

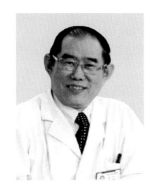

周东生　山东大学教授、博士研究生导师，山东省骨科医院院长，山东省立医院大外科主任、骨科主任、创伤骨科主任、急救中心副主任、急诊外科主任。中华医学会骨科专业委员会委员，中国骨科医师协会常委，山东省医师协会骨科医师分会主任委员、山东省医学会骨科专业委员会副主任委员、AO创伤中国华北区委员，OTC中国区教育委员、《中华骨科杂志》、《中华创伤骨科杂志》编委、《中国矫形外科杂志》常务编委等。

从事骨科专业30余年，1992年创立山东省首个创伤骨科专业，主要研究方向：创伤骨科、骨组织工程。擅长各种复杂创伤的急救、骨盆、髋臼的手术治疗。

自20世纪90年代初开展手术治疗复杂骨盆髋臼骨折，特别是对骨盆骨折的急救和开放性骨盆骨折的治疗总结了大量经验。

主编或主译《骨盆创伤学》、《实用骨科导航技术》、《四肢损伤与畸形的修复重建学》、《实用地震伤治疗指南》等数部著作。参与编写《骨与关节损伤》、《临床骨科学》等多部国内经典骨科著作。近年来共发表论文100余篇，SCI收录20余篇。完成科研项目10余项，获科技成果奖10余项。已培养硕士研究生80余名，博士研究生30余名。

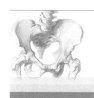

序

　　我国幅员辽阔,人口众多,骨盆创伤的发病率一直较高,但大多数骨盆创伤患者来自于基层,限于基层医院的医疗条件,救治水平参差不齐。山东省立医院周东生教授带领的团队在骨盆创伤的急救方面积累了丰富的经验,并在总结 10 余年临床治疗经验的基础上,周东生教授团队分别在 2003 年和 2010 年编写出版了两版《骨盆创伤学》,这两版书籍对骨盆骨折的治疗进行了较为系统的论述,为基层医院救治骨盆创伤提供了参考。

　　随着国内外学术交流的增加,国内关于骨盆骨折处理的系统性书籍已有不少,但是,对于临床骨科医生及急诊医生来说,骨盆创伤具有发病急、病情重的特点,因此适合临床需求的快捷实用的参考书、工具书还比较少,一本简明、指导性强、便携的急救口袋书是临床骨科及急诊医生尤其是基层医生的当务之急,而本手册的编写出版能够较大程度地满足以上医师的需求,因为本手册恰恰符合了简明扼要、便于快速查阅以及便携性强的特点。

　　除了以上特点,本书在编写内容上侧重实用性,关于骨盆骨折的急救,主要的内容就是骨盆骨折大出血的急救和合并伤的处理,作者在本手册中首先对抢救流程进行了系统地梳理,强调程序化的急救原则和方法,根据损伤控制原理,边评估边抢救,尽量缩短抢救时间,提高抢救成功率;对于骨盆骨折大出血的治疗,作者根据其多年的临床经验,介绍了各种控制出血的措施,临床上实用有效。

　　总之,此手册既重视骨盆创伤的基本理论与原则,又兼顾到手册的编写条理性,全书采用了大量的影像学资料与实际操作照片,便于读者阅读理解,起到了生动形象的教学作用。相信《骨盆创伤急救手册》的出版,将有助于进一步提高各级医院骨盆创伤的急救治疗水平,提高抢救成功率,造福于广大患者。

2016 年 2 月

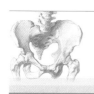

前　言

　　骨盆创伤多由于高能量伤所致,不仅骨盆本身严重损伤,而且常合并有其他部位的严重损伤,致残率、致死率都非常高。由于骨盆创伤本身及合并伤的复杂多变,患者的病情危重且变化迅速,救治不当会导致严重后果。因此早期对损伤进行快速合理地评估,准确及时地进行救治,对降低致残率和死亡率,提高患者预后生活质量显得尤为重要。

　　我们于2003年和2009年分别出版的《骨盆创伤学》(第一、二版)为各级医院及急救中心的外科、骨科、创伤骨科、急诊外科等临床医师提供了参考,对提高骨盆创伤的认识和诊治水平起到了一定指导作用。但是相对于这种全面、详尽的大部头专著,目前适合骨盆急救需求的快捷实用的参考书还较少。因此为临床一线创伤骨科、急诊外科以及基层医生提供简明、实用、指导性强、可随身携带的指导性手册显得非常有必要。

　　《骨盆创伤急救手册》内容简明而全面,主要从骨盆创伤的基本概述、骨盆骨折的急救原则及早期评估、骨盆外固定、骨盆骨折大出血的急救、开放性骨盆骨折及合并伤的急救与处理、特殊类型骨盆骨折、骨盆骨折急救的内固定原则等七个方面进行了简洁明了地阐述,尤其是骨盆骨折大出血的急救、开放性骨盆骨折及合并伤的急救与处理部分是本手册的重点和核心部分。

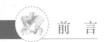

本手册是在参考国内外相关文献并结合我们近20多年的临床经验编写而成。所有参编人员都是具有丰富的临床经验的一线医师,所有材料均来源于他们第一手临床资料和切身体会。相信本书的出版会对提高读者的骨盆创伤急救水平有所裨益。

由于编者的水平所限及编写时间仓促,本书难免存在一些不当之处,诚恳希望各位专家及广大读者给予批评指正,以便进一步改进。

周东生

2016 年 5 月

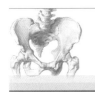

目　录

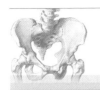

第一章

骨盆创伤的基本概述

第一节 概 述

骨盆损伤多由高能量外力所致,随着现代工业的发展,交通运输车辆的增多,交通事故伤的发生率大大增加,临床中会经常遇到严重的骨盆损伤。在国外的统计资料中,50%(少数资料报道 79%~92%)的骨盆骨折是由于交通事故伤造成的,骨盆损伤成为严重影响现代人们健康生活的重大问题,为此,许多学者对骨盆损伤的诊疗做了大量研究工作。

国外骨科医生对骨盆骨折的关注开始于 20 世纪 40 年代,当时报道的病例较少,多为个案报道,治疗以非手术方法为主;60~70 年代,随着现代交通的发展,骨盆骨折的病例逐年增加,对此类损伤的临床研究报道大大增加,取得了许多研究成果;进入 80 年代后,随着对骨盆骨折各种损伤机制认识的加深和长期的临床治疗观察,骨盆骨折的诊疗方案逐渐成熟;90 年代以后,国外对复杂性骨盆骨折开始进行规范的手术治疗。

国内对骨盆骨折的认识稍晚于国外,在 20 世纪 70 年代以前,国内对骨盆骨折以非手术治疗为主,对简单的骨盆骨折(如单纯的髋臼后壁骨折、耻骨联合分离等)进行手术治疗。80 年代以后,逐渐对一些较复杂的骨盆骨折进行手术治疗,90 年代后期,对复杂性骨盆骨折的手术治疗逐渐成熟。

山东省立医院骨科长期以来,对骨盆骨折的治疗以非手术治疗为主;80 年代开始对较简单的骨盆骨折进行手术治疗;90

年代以后,尤其是创伤骨科专业建立后,逐渐掌握复杂性骨盆骨折的手术治疗,从单一后侧入路逐渐到各种联合及扩展入路,对各种类型的骨盆骨折的治疗取得了良好的疗效。

骨盆骨折分类多年来很不统一,国内外研究者们发表的文献采用的分类五花八门,使得这类研究之间缺乏可比性。20 世纪 90 年代,Tile 等对 248 例骨盆骨折进行深入研究,基于 AO/ASIF 格式几经修订,提出全新的分类方案,这一骨盆骨折分类逐渐被广大骨科医师接受。随后,大量采用此种分类的研究文献大大丰富了我们对骨盆环断裂损伤的认识。现在确认,骨盆骨折的稳定性决定了其预后,不稳定型的骨盆环损伤必须进行适当的外科处理,否则其预后很差。

骨盆创伤患者的急救,也就是骨盆创伤的损伤控制,是急诊专业和创伤专业医师应该了解、掌握的首要知识。骨盆骨折由于高能量损伤,不仅导致骨盆本身的严重损伤,而且也常常伴有复杂严重的并发症,死亡率往往很高。因此,骨盆骨折的急救相当重要。对工作在急诊、创伤骨科的医生而言,骨盆骨折(包括髋臼骨折)的处理无疑是十分棘手的,这不仅由于骨盆骨折本身的复杂性、多变性,更由于骨盆骨折往往是多发性暴力损伤的一部分。已有资料显示,骨盆骨折在多发性钝性暴力损伤中,发病率高达 20%,其导致的死亡率也明显上升。特别重要的是,如果骨盆骨折是开放的或者合并主要的血管损伤,其死亡率甚至接近 50%。骨盆骨折的严重性不仅与骨折本身的严重程度有关,更与其他系统的合并伤有关。Looser 和 Crombie 等在 1976 年报道了 100 例严重的骨盆创伤,死亡率为 18%,神经损伤发病率 50%。Reynolds 等报道了 273 例骨盆创伤患者的死亡率达 18.6%。在 51 个死亡病例中,33 例死于严重的失血性休克。山东省立医院创伤骨科在骨盆创伤患者的抢救、骨盆骨折导致的大出血救治等方面,已积累了较丰富的经验,建立了较规范的抢救流程,研究并首期将球囊临时阻断止血法等应用于临床抢救工作中,发表了很多相关的文章,已跻身国内同专业前列。

髋臼骨折的治疗是骨盆创伤治疗的重点,治疗前必须先对患者做出评估,包括影像学评估和临床评估,临床评估包括患者的一般情况、受伤肢体的情况、骨折脱位的类型、软组织损伤的情况以及手术医生的技术水平等,然后根据评估结果制订出正确的治疗方案,最后进行治疗。髋臼骨折的治疗方法不外乎非手术治疗和手术治疗两种,各有其适应证,必须认真仔细地权衡手术治疗和非手术治疗的利弊,才能做出最后的决定。在做任何治疗决策之前,必须谨慎考虑患者整体伤情和具体骨折两个方面。积极地复位内固定、最大限度地维持髋臼解剖复位,以保护髋关节的功能,这已是髋臼骨折治疗的总趋势。

　　自20世纪60年代始,科学家们对骨盆骨折进行了较系统地研究。Peltier报道了186例骨盆环分离骨折,其按骨折是否影响承重将病例分为两组,以研究此类损伤中承重区损伤与非承重区损伤与预后的关系。研究发现,后部承重区骨折的发病率和死亡率明显高于非承重区。Dunn等回顾分析了149例骨盆骨折,稳定型组中有1例骨不连及1例神经损伤;不稳定型组中3例因其他复合伤死亡,13%遗留有骶髂关节疼痛。Huittinen与Slatis对407例骨盆骨折进行了系列研究,其中82%属高能量损伤,62%是复合损伤。这些病例根据骨盆后部负重弓分离情况被分为稳定型及不稳定型两组,稳定型骨折包括孤立的耻骨支骨折和髂骨翼骨折;而不稳定型骨折包括粉碎性骨盆骨折、双侧纵形骨折(Malgaigne骨折)和髋臼骨折。该组病例总病死率约为5.5%,泌尿系并发症发生率达21%;不稳定型骨折的早期或晚期并发症发病率最高。Huittinen与Slatis描述了65例不稳定的骨盆双纵形骨折的晚期后遗症,其中71%是复合伤,6.7%因各种原因死亡,晚期的死亡率与后部骨折损伤的疗效密切相关,在伴有骶髂关节分离的骶骨骨折病例中,神经损伤的发生率最高,65例不稳定骨盆双纵形骨折的病例中,21例(32%)遗留有严重的异常步态,11例(17%)遗留有疼痛后遗症。Huittinen与Slatis还研究了22例经梯形外固定架固定治疗的不稳定骨盆骨折,只有 1 例遗留有疼痛,2 例遗留有异常步态。因此,作者认为对不稳定型骨盆骨折,使用外固定器械固定治疗可减少晚期肌肉骨骼系统的并发症。北京积水潭医院、广州南方医院、上海交通大学附属第六人民医院等医院的创伤骨科,先行研究了国内骨盆创伤诊治,积累了丰富的经验,提出了一些具有指导性的学术意见。

随着治疗病例数量的增加,骨盆与髋臼骨折的并发症逐渐成为重点研究的方向。骨盆骨折的早期并发症主要有感染、深静脉血栓形成和内固定失败等,虽然有些骨盆骨折并发症的发生是不可避免的,但采取适当办法可以减少其发生。Tile 和其他专家认为,对不稳定骨盆骨折行早期复位内固定或外固定可减少疼痛、骨折畸形愈合、骨不连、双下肢不等长及步态异常等晚期并发症的发生率。

Melton 等调查回顾了美国明尼苏达州 Rochester 医学中心 1968~1977 年 10 年间的病例,试图阐明骨盆骨折的流行病学特征,研究发现骨盆骨折发病率为 37/10 000,大大高于先前的研究结论。作者发现男女各组发病率均随着年龄增长而增加,女性 35 岁以后发病率显著增加,85 岁后骨盆骨折发病率达到顶峰,高达 446.3/10000。在合并有骨质疏松的大年龄组里,许多骨折由较轻微损伤导致,这种情况在 35 岁以下组发生率也增加,大多是男性。该研究病例组平均年龄 33 岁,以男性为主。年轻患者的骨盆骨折多是高能量损伤引起,大部分为不稳定型骨折;老年患者的骨盆骨折多由于轻微创伤引起,稳定型骨折多见。

Semba 等对 1968~1977 年 10 年间的 53 例双侧纵形骨折(Malgaigne 骨折)进行回顾性研究,除 2 例为孤立的骨盆骨折,其余病例均有复合损伤。所有病例均行非手术治疗:26 例轻度损伤患者仅卧床休息,5 例行皮牵引,17 例行骨牵引,2 例行外固定,3 例行骨盆兜悬吊治疗。在随访到的 30 例病例中,11 例未遗留任何症状,11 例有下肢的感觉异常,9 例步态异常,8 例有严重的下腰部疼痛,4 例腹股沟区疼痛,2 例二便失禁。大部分下腰部疼痛的患者原来有骶骨损伤,尚无髂骨骨折。研究提示,遗留的各种症状与骨折分离的程度以及骨折的部位有相关性,骨折分离移位 <10mm 的病例均无遗留症状,而分离移位 >10mm 的病例有很高的下腰部疼痛发病率。

Henderson 对 26 例经非手术治疗的骨盆分离损伤病例的远期效果进行随访研究,使用经 Tile 修订的 Pennal 分类法,10 例为完全不稳定型(纵形骨折),16 例为部分不稳定型(旋转不稳定),其中 4 例由于明显外伤致伤,12 例由于侧方挤压导致损伤。所有病例均使用非手术疗法,并跟踪随访 5~8 年。治疗方法:卧床休息 16 例,骨牵引 7 例,骨盆兜治疗 5 例,石膏固定 3 例。随访中 50% 的主诉下腰部疼痛,46% 主诉同侧感觉迟钝,38% 工作能力受到影响。体格检查中发现 42% 有神经损伤,32% 步态异常。研究发现疗效与骨折复位的程度有密切相关性。Henderson 认为,如果骨盆骨折无明显移位并且骨折稳定,采取非手术方法治疗可以取得较满意的疗效,然而对于不稳定骨折,非手术治疗的远期效果不理想。

近 20 年来,学者们对骨盆骨折的手术治疗进行了大量研究,主要集中于各种外固定及内固定方法的研究。多数文献认为,使用前部骨盆外固定架固定不稳定纵形骨盆骨折的稳定性不佳,有发生半骨盆移位的可能。肯定了前部骨盆外固定架固定纵形稳定型但部分旋转不稳定型骨盆骨折的疗效。Riska 等使用前部骨盆外固定架治疗了 51 例骨盆骨折,43 例没有遗留下任何疼痛后遗症,5 例遗留有骶髂部疼痛,3 例遗留有弥散性疼痛。

Wild 等调查了 45 例骨盆不稳定骨折,其中 32 例为部分旋转不稳定型(18 例为横向挤压伤,14 例为前后挤压伤),对于这组病例的手术治疗很成功,无 1 例发生移位。Lansinger 等调查了 16 例不稳定骨盆骨折的治疗情况,使用前部骨盆外固定架固定治疗外部旋转不稳定前后压缩骨折(B1 型),恢复了骨盆的稳定性,取得了良好疗效。前部骨盆外固定架固定治疗横向挤压性骨折,3例达到解剖复位,另有3例有轻度的旋转移位,临床疗效良好。5例纵形剪切型损伤未能达到解剖复位,但经观察认为取得较好的临床疗效。

Edwards等对50例经前部外固定架治疗的不稳定骨盆骨折病例进行了追踪调查,认为使用前部外固定架治疗骨盆骨折,对纵形不稳定性骨折难以达到恢复稳定性的目的,这组病例中,50%存在持续下腰部疼痛症状。Kellam等调查了53例经前部外固定架治疗的不稳定骨盆骨折病例,所有的横向挤压性旋转不稳定性骨折均获得了良好的复位,纵形不稳定组仅27%获得良好复位。作者强调最终复位结果依赖于骶髂关节复位质量及骨盆环的稳定性,单独使用前部外固定器不能使骨盆后部损伤复位获得满意的稳定性。

到目前为止,学者们对骨盆骨折的预后达成一个共识,即骨盆骨折预后与骨折类型密切相关,稳定性骨折的患者经恰当治疗后很少遗留下长期的后遗症,不稳定性的骨折经常会遗留下慢性的功能不全,主要有以下原因:①疼痛,通常是下肢或骶髂部位的疼痛;②骨畸形愈合导致骨盆歪斜和异常步态;③骨折不愈合导致慢性疼痛;④神经功能不良(文献报道中很普遍);⑤泌尿生殖系统的功能不良。

为进一步阐明骨盆骨折并发症的严重程度和发生率,临床医生们做了大量工作,主要围绕以下问题:①骨盆骨折的后期致残率是多少? 骨盆骨折的自然转归? 是否有必要对这类损伤的治疗投入如此多的精力? ②如果骨盆骨折有较高的致残率,何种类型骨盆骨折容易致残? ③人类可否应用现代骨折治疗技术提高骨盆骨折的疗效?

在Toronto大学医院一组148例骨盆骨折和Toronto医学中心一组100例骨盆骨折的追踪研究中,所有病例都经过回访以及体检,拍摄了3个标准位置(骨盆斜位、入口位、出口位)的X线片,并与患者治疗前的X线片对照,每例骨折均按照稳定性程度及受伤机制分类。经对比研究发现,在大多数遗留有疼痛的患者中,疼痛部位主要集中于腰骶部区域,下腰椎部位偶有发生。不稳定的骶髂关节分离中疼痛症状最严重,稳定类型的骨折中疼痛症状较轻。虽然在耻骨联合处发生的疼痛并不多见,但是本组仍有许多耻骨联合分离的患者遗留有耻骨联合部的疼痛症状。研究还发现,常可见到由于骨畸形愈合导致的下肢长度相差 1~2cm,但超过 2cm 的长度差异少见(两组的发生率分别为 5% 和 2%)。两组病例的骨不连发生率为 3%,评价效果均不满意。第二组病例多由于高能量损伤致伤,有 35% 的患者评价效果不满意(第一组 25%)。不稳定骨盆骨折(垂直剪力,Malgaigne 骨折)疗效不如稳定型骨盆骨折。这类患者容易发生慢性骶骨区疼痛,在骶骨骨折中有高达 60% 的发生率,髂骨骨折次之。高分辨率 CT 检查发现,骶髂关节复位不良可能是疼痛的原因之一。另外,复合损伤也很常见,这常导致一些相关的慢性迁延发病过程,包括神经损伤以及泌尿生殖管道的损伤。

　　侧方压缩骨折的患者一般都有较满意的疗效,当然也有些例外情况。由于半骨盆旋转移位导致骨连接不正,骨畸形愈合导致有些患者出现双下肢不等长,尤其对于儿童和青少年患者,会严重影响其日后的生活。另外一些有耻骨联合旋转分离的患者经常抱怨耻骨区遗留有明显的疼痛。总的来讲,那些经过合适的骨折复位的患者以及稳定性骨盆骨折的患者,对疗效的满意程度好于那些骨盆骨折复位不良的患者。

　　传统观点认为骨盆骨折愈合后一般都会遗留有骶髂关节疼痛症状。20 世纪 40 年代,Holdsworth 报道 50 例骨盆骨折(其中 6 例死亡),均经过骨盆兜或牵引等非手术治疗,并对患者的劳动能力进行了长期随访以评价远期效果。作者将病例分为合并骶髂关节分离组和合并骶骨或髂骨后部骨折组,27 例骶髂关节分离的患者经随访,仅 12 例后来有参加重体力劳动的能力,15 例因严重疼痛丧失工作能力,疼痛通常位于骶髂关节部位。在骶髂后部骨折组的 15 例中,仅 2 例遗留有疼痛,其余 13 例仍可以从事重体力劳动,个别患者有耻骨联合部位疼痛,一般伤后2年自然好转。这些结果提示骨折的正确复位与功能恢复有密切关系。现在由于有CT等检查手段,对这一问题的认识更加深入,在对某些常规X线片显示复位的骨盆骨折病例行CT检查时,经常会发现复位不良,这很有可能导致患者遗留慢性疼痛,影响生活质量。

　　陈旧性骨盆与髋臼骨折的治疗一直是骨盆创伤治疗方面的"雷区"。因为骨盆的构成中,骨松质较多,盆腔内有丰富的静脉丛,因而骨折后出血多、血肿体积大、机化过程快,所以伤后时间长的骨盆骨折组织间粘连严重,在分离显露时,很可能出血、渗血多;因为血运丰富,同时形成大量骨痂,在剥离骨痂时,也会渗血多。这两点决定了对陈旧性骨盆骨折手术时出血多。骨盆腔内外有丰富的肌肉组织,在损伤后形成血肿,进而形成瘢痕;骨盆环有丰富的韧带、韧带复合体以及坚韧复杂的盆膈,在受到牵拉伤或撕裂后会出现瘢痕挛缩,这些因素使得陈旧性骨盆骨折的复位过程困难。复位困难者,需要一定的力度维持复位;时间较长的陈旧性骨折,其骨密度会因卧床、制动等原因而降低,出现骨质疏松。因此,对陈旧性骨盆骨折进行内固定较新鲜骨折的内固定效果相对较差。近几年,对于陈旧性骨折,国内外逐渐采用功能复位、截骨矫形、肢体延长或短缩、人工关节置换等手术治疗,已有较多的成功病例。北京积水潭医院创伤骨科在此方面已积累了较多的临床经验。

　　综上所述,对骨盆创伤的准确诊断是一切正确治疗的基础,最重要的是判断骨盆骨折是稳定型还是不稳定型。因为根据文献报道,不稳定性骨盆骨折发生较为严重并发症的概率往往较高,如遗留下异常步态、顽固性疼痛、骨盆倾斜导致下肢不等长等,严重影响患者的日常生活。因此,准确判断骨折的稳定性,对治疗有重要的指导意义。

　　经过近数十年的研究,骨盆创伤的转归已得到较清楚的认识,今后,临床研究的重点应该放到提高治疗技术、发展改善内固定器械以及减少医源性并发症的发生,以提高骨盆骨折的疗效。

第二节　骨盆的临床解剖

一、骨盆的构成

骨盆由两侧的髋骨、后方的骶骨和尾骨借助骨连结而成(图 1-1)。盆部分为前上方的大骨盆和后下方的小骨盆。大骨盆又称假骨盆,内有消化器官,属腹部。小骨盆又称真骨盆,内有直肠及泌尿生殖器官。小骨盆分为骨盆上口、骨盆下口和骨盆腔。骨盆腔是指骨盆上下口之间的腔。

骨盆的前壁为耻骨支和耻骨联合,后壁为凹陷的骶、尾骨前面,两侧壁为髂骨、坐骨、骶结节韧带及骶棘韧带。在盆部正

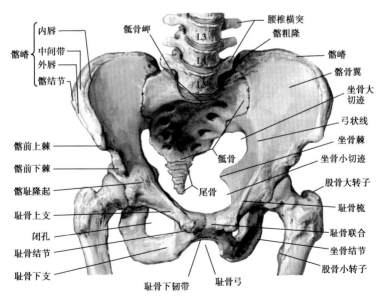

图 1-1　骨盆大体解剖

中,耻骨弓在耻骨联合之下由双侧耻骨下支形成,其下通过泌尿生殖器官。两侧的骶结节韧带和骶棘韧带参与围成坐骨大、小孔,盆腔内的血管和神经借此两孔向臀部和会阴部延续。骨盆的前外侧各有1个闭孔,其周缘附着一层结缔组织膜称闭孔膜,其内外覆以闭孔内、外肌。闭孔膜的外上方有一管状裂隙,称闭膜管,闭孔动脉和神经通过闭孔沟和闭膜管进入股部。

骨盆的骨连结,包括后方的骶髂关节、腰骶关节以及前方的耻骨联合。骶髂关节由骶骨和髂骨的耳状面经由周围复杂坚韧的韧带、盆底的肌肉和筋膜共同组成的骶髂复合体相连结。骨盆环的完整性主要依靠后方骶髂复合体。

腰骶关节由 L_5 椎体与骶骨底和 L_5 的双侧下关节突与 S_1 双侧上关节突所形成的关节突关节连结构成(图1-2)。

耻骨联合由两侧耻骨体内侧的耻骨联合面组成,关节面上覆以透明软骨,间隔一个较厚的纤维软骨盘连结而成(图1-1)。

正常情况下,人体直立时骨盆向前方倾斜,骨盆上口平面与水平面形成一个角度,称为骨盆倾斜度,约为 50°~60°,骨盆下口平面也与水平面形成约15°的角。骨盆具有保护盆内脏器、连接躯干和下肢、支持并传递重力的作用。

二、盆部的主要动、静脉

(一)髂总动脉及其分支

髂总动脉平 L_4 椎体下缘由腹主动脉发出,至骶髂关节处分为髂内、外动脉(图1-3A)。髂总动脉的体表投影为自脐左下方2cm处至髂前上棘与耻骨联合连线中点间连线的上 1/3 段。上、中 1/3 交界处即为髂内动脉的起点。骶正中动脉起自腹主动脉终端后壁的上方,距分叉处 1~15mm,虽在盆部,但不是髂总动脉的分支。

1. 髂外动脉　髂外动脉的体表投影为自脐左下方2cm处至髂前上棘与耻骨联合连线中点间连线的下 2/3 段。髂外动脉沿腰大肌内侧缘下行,起始部的前方有输尿管跨过,女性还有卵

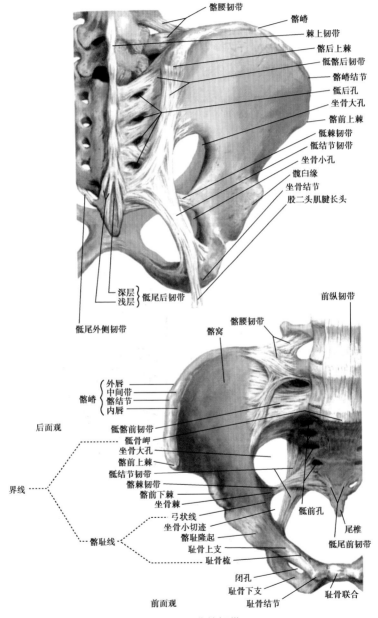

图 1-2　骨盆的韧带

巢动、静脉跨过,男性的睾丸血管和生殖股神经在其外侧与之一同下行,其末段前方男性有输精管跨过,女性有子宫圆韧带斜向跨过,下行至腹股沟韧带中点深面(血管腔隙)以后更名为股动脉(图 1-3B)。在腹股沟韧带的深面,腹横筋膜位于其前,髂筋膜位于其后,这两层筋膜随股动脉入股部形成股鞘。髂外动脉在腹股沟附近的分支有腹壁下动脉和旋髂深动脉。

2. 髂内动脉　髂内动脉起点的体表投影为自脐左下方 2cm 处至髂前上棘与耻骨联合连线中点间连线的上、中 1/3 交界处。起点多平 L_5 椎体下缘或 $L_5 \sim S_1$ 椎间盘高度,斜向内下进入盆腔,其前方有输尿管跨过,髂内静脉和闭孔神经行于其内

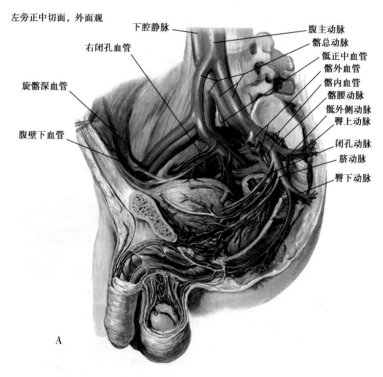

图 1-3　盆腔内的血管解剖
A.左旁正中切面,外面观

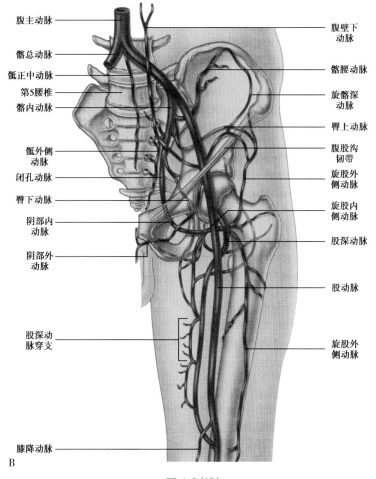

图 1-3(续)

B. 盆腔动脉解剖图

侧,下行经骶髂关节之前,平对坐骨大孔上缘分为前、后两个短干。按其分布,髂内动脉的分支可分为壁支和脏支,这些分支均走行在腰大肌、梨状肌的浅面与腹膜壁层深面之间,同时跨过腰骶丛的浅部。

髂内动脉为髂总动脉的内侧末支,为盆内的主要动脉,分为前干和后干。髂内动脉前干又分为壁支和脏支。前干壁支包括闭孔动脉、阴部内动脉和臀下动脉；前干脏支包括脐动脉、膀胱下动脉和直肠下动脉，女性没有膀胱下动脉，另有子宫动脉和阴道动脉。髂内动脉后干的分支全部为壁支，包括臀上动脉、髂腰动脉和骶外侧动脉。值得一提的是臀上动脉多由梨状肌上孔穿出，短粗，多数有 2 支伴行静脉，其出盆部位多在腰骶干与 S_1 神经之间。

（二）髂总静脉及其属支

髂总静脉一般在骶髂关节前方，髂总动脉分叉点下方 3cm 左右，由髂内、外静脉汇合而成。在层次上，髂总动脉位于髂总静脉的浅层，左侧髂总静脉位于左侧髂总动脉的内侧，近心端被右侧髂总动脉末端所掩盖，而右侧髂总静脉的近侧段位于右侧髂总动脉的外侧，其远侧段则被右侧髂总动脉所掩盖。

1. 髂外静脉　股静脉跨过腹股沟韧带以后改称髂外静脉，在腰骶关节平面与髂内静脉合成髂总静脉。在腹股沟韧带处髂外静脉位于髂外动脉的内侧，外径约 13mm，在此处接受腹壁下静脉与旋髂深静脉的血液回流。向上方，右侧髂外静脉渐至右髂外动脉的后方，而左侧髂外静脉一直位于左髂外动脉的内侧。

2. 髂内静脉　髂内静脉由盆腔内静脉汇聚而成，外径约为 12mm，位置较深，位于髂内动脉的深层。骶丛的浅层，贴骨盆侧壁在髂内动脉的后侧上升，在骶髂关节前方与髂外静脉汇合成髂总静脉。髂内静脉的属支分为脏支和壁支，两侧髂内静脉的壁支和脏支相互间有发达的吻合支相连接。壁支与同名动脉伴行，收集动脉分布区的静脉血。脏支起自盆内脏器周围的静脉丛，静脉丛腔内无瓣膜，各丛之间吻合丰富，可自由交通。静脉丛汇合成数干知名静脉，与同名动脉伴行，汇入髂内静脉。

三、盆部的主要神经

盆部的神经主要为骶丛和内脏神经。腰骶干（L_4，L_5 前支）和 S_{1-4} 神经前支组成骶丛，位于梨状肌前面，其分支经梨状肌

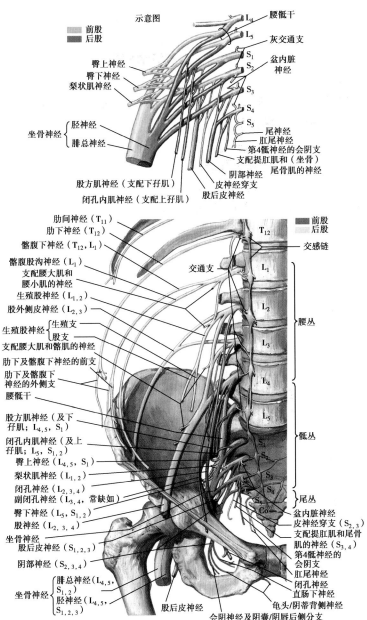

图 1-4 骨盆周围神经解剖

上、下孔出盆，分布于臀部、会阴及下肢(图1-4)。

(一) 骶丛

骶丛为腰骶干和 S_{1-3} 神经前支与 S_4 神经前支的一半构成，但其组成有各种变异。骶丛贴于骨盆后壁，在梨状肌与其筋膜之间，位于骶髂关节盆面之前，分支有坐骨神经、阴部神经、臀上神经、臀下神经、股后皮神经等。

1. 坐骨神经(L_4~S_3)　坐骨神经为骶丛上束的延续，为全身最粗大的神经，通常由梨状肌下孔离开骨盆出现于臀部，向下肢延续分为胫神经和腓总神经。形成坐骨神经的骶丛与骶髂关节和骶骨盆面贴近，骨折移位及骶髂关节疾患均易对骶丛造成压迫性损伤。骶丛的压迫性损伤常使腓总神经纤维最先受累且症状严重，因该神经来自 L_{4-5} 和 S_1 的纤维最多且贴近骨面，损伤后出现小腿前外侧面和足背的感觉丧失和小腿前外侧肌群麻痹，出现足下垂、内翻，即马蹄足。

2. 阴部神经(S_{2-4})　阴部神经起自骶丛，与阴部内动、静脉伴行，经梨状肌下缘出盆，共同绕过坐骨棘经坐骨小孔进入坐骨肛门窝，向前进入阴部管，在管内发出肛神经，分布于肛提肌、肛门外括约肌、肛管下部及肛门周围的皮肤。主干行至阴部管前端时，即分为会阴神经和阴茎背神经(女性为阴蒂背神经)，向前进入尿生殖区。

3. 臀上神经(L_4~S_1)　臀上神经来自 L_4~S_1 后股，由腰骶干的上缘发出，一般在梨状肌上孔与臀上动、静脉伴行出盆，但也可自梨状肌纤维中出盆。

4. 臀下神经(L_5~S_2)　臀下神经发自 L_5~S_2 后股，于臀下血管内侧与坐骨神经一同经梨状肌下孔出盆，在臀大肌深面分数支支配臀大肌。还发出肌支支配梨状肌、股方肌、闭孔内肌、上、下孖肌。

5. 股后皮神经(L_5~S_2)　与臀下神经由一总根发出，经梨状肌下孔出盆。

6. 臀下内皮神经(S_{2-3})　穿骶结节韧带下部，绕臀大肌下缘,覆盖臀大肌下部及内侧部的皮肤。

由骶丛另发出许多小支,由其前侧发出者为股方肌神经、闭孔内肌神经和盆内脏神经,由骶丛后侧发出者有梨状肌神经和盆膈肌神经。

(二) 腰丛

腰丛(图 1-4)一般由 L_{1-4} 神经前支组成,但常有 T_{12} 或偶有 T_{11} 和 L_5 加入,其中以 T_{12}~L_4 最为普遍。腰丛各神经的起源和位置是按下列顺序配布的:髂腹下神经 - 髂腹股沟神经 - 生殖股神经 - 股外侧皮神经 - 股神经 - 闭孔神经。某一神经可与其邻位神经产生合并或彼此代替,从而出现各种形式的异常。

1. 髂腹下神经和髂腹股沟神经 这两条神经主要为 L_1 的分支,分布于下腹壁和腹股沟区皮肤,其分、合情况有三型:共干型、合并型、分干型。

髂腹下神经多数发自 T_{12}~L_1,多为单支,少数为两支或 3 支,余为合干。该神经多数在腰大肌或膈肌后方浅出,少数穿腰大肌。

髂腹股沟神经多数起自 L_1,多为单支,少数缺如、合干或在腰大肌内分 2 支。该神经出现于腰大肌外缘者占 48%,穿腰大肌者占 52%。

2. 生殖股神经 其纤维多数来自 L_{1-2},神经穿腰大肌后分为生殖支和股支(占 79.3%)。生殖支分布于提睾肌和阴囊(女性大阴唇)皮肤,股支分布股三角区皮肤。

3. 股外侧皮神经 其纤维多数来自 L_{2-3},该神经有时在腰大肌内与股神经并行一段距离,有时与生殖股神经合干同行,或在髂窝处发支与生殖股神经吻合,或在起始即分两支分别下行入股。

4. 股神经 股神经为腰丛最大分支,纤维多数来自 L_{2-4} 前支的后股,股神经干一般在 L_4 神经平面合成,出现于腰大肌下部外缘,沿髂肌前面经肌腔隙至股部。

5. 闭孔神经 闭孔神经纤维多数来自 L_{2-4} 前支的前股,以来自 L_3 的纤维最多,来自 L_2 的纤维最少。闭孔神经在腰大肌实质中形成,出现于该肌内缘,然后在髂总动脉后方入小骨盆,沿盆侧壁向前下行,经闭膜管至股部。闭孔神经穿闭膜管时,分为前、后两支。前支中含有至股薄肌、长收肌、短收肌、股内侧皮支等的纤维束,有时还发支至耻骨肌和股动脉。后支中含有至短收肌、大收肌和髋关节的纤维束。

　　闭孔神经的分支有髋关节支、股薄肌支、长收肌支、短收肌支、大收肌支、闭孔外肌支、膝关节支。因闭孔神经与骶髂关节贴近,骶髂关节附近骨折或脱位时易损伤闭孔神经;盆腔中闭孔神经与盆壁骨骼相邻近,髋臼骨折时可损伤此神经;在闭膜管处,耻骨上支骨折可损伤闭孔神经。

第三节　骨盆骨折的分型

　　骨盆骨折往往为高能量损伤,损伤机制复杂。自 20 世纪50 年代以来,国内外相关学者一直尝试将其进行科学分类,以期利于选择合理的手术入路、手术方法以及内固定器械,让患者获得更满意的疗效。但目前为止,尚未有一种分类系统能完全、精确地反映骨盆骨折的所有特点。

　　Bucholz 基于尸体解剖研究而提出病理学分类。Pennal 和 Sutherland 基于损伤力学进行了骨盆损伤分类。Letournel 和 Judet 根据损伤部位提出了骨盆骨折的分类方法(图 1-5)。

　　Young 和 Burgess 基于损伤机制提出了一种分类方案(图 1-6),包括三个主要类

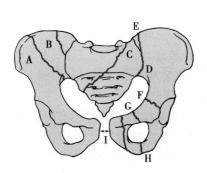

图 1-5　Letournel 基于损伤部位的分类法
A. 髂骨翼骨折;B. 髂骨骨折延伸到骶髂关节;C. 骶骨横行骨折;D. 单侧骶骨纵行骨折;E. 骶髂关节骨折脱位;F. 髋臼骨折;G. 耻骨支骨折;H. 坐骨骨折;I. 耻骨联合分离

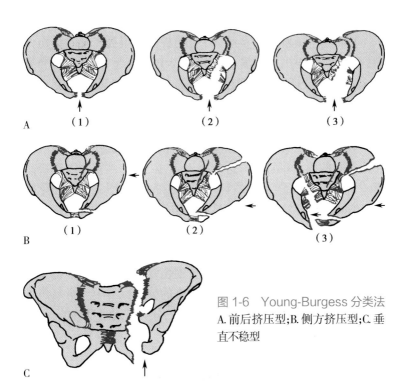

图 1-6　Young-Burgess 分类法
A. 前后挤压型;B. 侧方挤压型;C. 垂直不稳型

型:①前后挤压型损伤;②侧方挤压型损伤;③垂直不稳定型损伤或剪力型损伤。每型又可以分为许多亚型。

　　由于 Young-Burgess 分类已经注意到了合并伤及复苏问题,这使创伤外科医生早期能够更充分地预测骨盆和腹腔内的主要合并伤,并且采取一种更合乎逻辑和预测性(前瞻性)的方式实施复苏治疗。因此,Young-Burgess 分类有助于创伤外科医生结合原始骨盆前后位 X 线片和有关损伤机制的知识及致伤原因,制订合理的复苏及外科处理方法。

　　AO 骨折分类系统对骨盆骨折按严重程度分为 A、B、C 三型,每型又分了许多亚型。既结合了损伤机制、骨盆稳定程度,也考虑到软组织损伤程度、骨折旋转移位以及后方的垂直移位等因素,是一种比较完善的分类方法。

Tile进一步研究并参照AO分类提出了更为完善的损伤分型,在这种分型中,骨盆骨折被分为A、B、C三型,并进一步分为许多亚型。最近这些分型又被Helfet和SICOT委员会及OTA委员会等进一步完善。Tile分型是目前应用最广泛的骨盆骨折的分型方法,下面重点介绍该类分型。

Tile分型主要依据骨盆稳定性和致伤暴力的作用方向两个相互关联的因素将骨盆骨折分为A、B、C三型,严重程度逐级递增。每型再扩展分为1、2、3三个亚型,每个亚型又都被细化扩展。Tile分类方法现已被多数创伤外科医生所接受,在临床实践中当作指南来应用。

必须强调的是,许多类型的骨折、脱位并不完全符合现有的分类,譬如一些车祸所致的严重创伤致骨盆环严重不稳定损伤。只能仔细分析,将其归属于现有的分类标准中。对每例骨盆骨折患者的具体处理,仅依赖死板的分类是远远不够的,必须进行细致的个体化评估。

(一) A型(骨盆环稳定型)

A型 骨盆稳定骨折有两种类型:第一,不影响骨盆环的骨折,譬如骨盆边缘的撕脱骨折,髂骨骨折,骶骨、尾骨的横向骨折;第二,累及骨盆环但骨折轻微而且软组织较完整。这些A型骨折可进一步如下分类:

A1型 撕脱骨折(图1-7)。撕脱骨折常发生于青少年,偶尔发生于成人。撕脱骨折多发生于骨突起部位,最常见于髂前上棘。

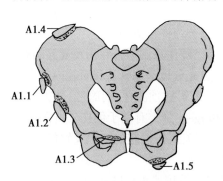

图1-7 Tile A1型:撕脱骨折

A1.1:髂前上棘;A1.2:髂前下棘;A1.3:耻骨结节;A1.4:髂骨翼;A1.5:坐骨结节

A1.1型:髂前上棘撕脱骨折:几乎都发生于青

少年,由于猛烈屈髋引起,由于缝匠肌的强烈收缩,将髂前上棘的一部分从髂骨上撕脱下来。

A1.2 型:髂前下棘撕脱骨折:常发生于青少年或成人,股直肌猛烈收缩所致。

A1.3 型:耻骨结节(棘)撕脱骨折。

A1.4 型:髂结节撕脱骨折。

A1.5 型:坐骨结节撕脱骨折:可以是急性损伤,也可以是慢性损伤,腘绳肌的强烈收缩所致。

A1 型损伤大都可以通过卧床休息等保守治疗方法来处理。如果骨折移位明显,则可以通过外科手术使撕脱的骨折复位固定。

A2 型　稳定的髂骨翼骨折或移位较小的骨盆环骨折。

A2.1 型:孤立的髂骨翼骨折(图 1-8A)。这种损伤是由对髂骨的直接打击所造成的。不涉及骨盆环,所以该骨折属稳定骨折,大部分不需要手术治疗,但在一些病例中,髂骨翼变形严

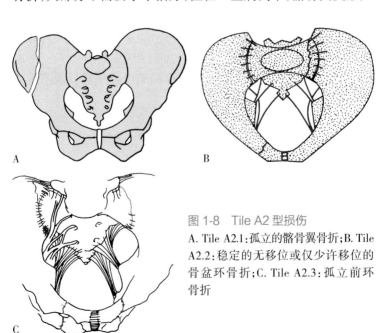

图 1-8　Tile A2 型损伤

A. Tile A2.1:孤立的髂骨翼骨折;B. Tile A2.2:稳定的无移位或仅少许移位的骨盆环骨折;C. Tile A2.3:孤立前环骨折

重,需要切开复位内固定。

A2.2 型:稳定的无移位或仅少许移位的骨盆环骨折(图 1-8B)。

A2.3 型:孤立前环骨折(图 1-8C)。

这种损伤也被称为骑跨骨折或蝶状骨折,因为它累及全部 4 个耻骨支而没有后部损伤。前部骨折片移位的位置通常较高,使前方的骨折片上移到了脐水平。如果患者没有维持屈髋位或耻骨联合没有固定,同时由于腹直肌的收缩,骨折移位则会继续加重。

A3 型 骶 / 尾骨的横向骨折。

A3.1 型:尾骨骨折或骶尾关节脱位。此型损伤较常见,一般不会有神经损伤,但在某些患者会有长期疼痛(图 1-9A)。

A3.2 型:无移位的骶骨横向骨折(图 1-9B)。通常由摔伤所致,常见于老年人,预后较好而不需要手术治疗。

A3.3 型:有移位的骶骨的横向骨折(图 1-9C)。此型损伤可发生于单纯的摔伤,但多数由高能量暴力引起,例如高处坠落伤。常合并重要的骶部马尾神经的损伤。此型患者需要将骨折切开复位,而且通常行椎板切除术,并对神经根减压。

A3.2 型和 A3.3 型损伤病例更应归类于脊柱骨折而不是骨盆骨折。

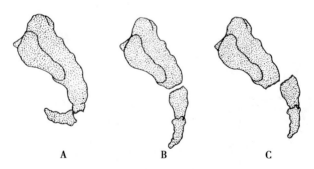

图 1-9 Tile A3 骶 / 尾骨的横向骨折
A. 尾骨骨折或骶尾关节脱位;B. 无移位的骶骨横向骨折;
C. 有移位的骶骨横向骨折

（二）B 型（骨盆环部分稳定型）

这类骨折都属旋转不稳定,但垂直方向和后方却是稳定的。这类骨折可以有前方的移位,如耻骨联合分离或耻骨支骨折移位,但是没有垂直方向或后方的移位,或者有移位,但通常移位 <1cm。若后方移位 >1cm,就说明存在垂直方向的不稳定,即 C 型损伤。垂直方向稳定的 B 型损伤可以由外部的旋转暴力(前后方向的挤压)导致,也可由内部的旋转暴力(侧方挤压)导致。暴力可以是单侧的,也可以是双侧的。B 型损伤的特征是后部张力带完整(骶髂韧带的存在和坚固的骶骨或髂骨影响)以及骨盆底完整。

Tile 分类法中,双侧的 B 型损伤全部归类于 B3 型,尽管 B1 和 B2 型都是单侧损伤。从教学方面来看,将翻书样损伤和侧方挤压伤放在一起是比较简单的。

B1 型 翻书样损伤(外部的旋转不稳定)。

1. 典型损伤 前后方向的挤压暴力作用于被固定的骨盆的髂前上棘上,或暴力通过外展的股骨作用于骨盆时,就会使骨盆像书一样被展开。相反地,作用于髂后上棘的暴力也会使骨盆产生类似的损伤。这类损伤的特征是耻骨联合分离伴有单侧或双侧的骶髂关节前方分离,骨盆后部骶髂关节韧带仍保持完整,所以在该损伤模式中,骨盆的后部张力带仍维持完整。相关实验研究提示:若耻骨联合分离 <2.5cm,则不会伴有盆底或骶棘韧带的破坏,若耻骨联合分离 >2.5cm,常常会伴有骶棘韧带和盆底的破坏。盆底有破坏时,内脏损伤的发生率也大大增高。

翻书样损伤可以是单侧的 B1 型或双侧的 B3 型。

（1）B1 型:单侧损伤(图 1-10)。这种损伤通常由外部的剧烈旋转暴力作用于一

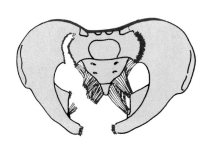

图 1-10 Tile B1:单侧翻书样损伤

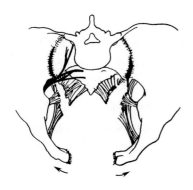

图 1-11　Tile B3：双侧翻书样损伤

侧股骨所致。例如，当一个摩托车手或滑雪者为了平衡而将一条腿伸出而撞在一个静止的物体上，外部的旋转暴力通常先破坏耻骨联合，若暴力停止的话，骶髂后韧带可保持完整，那么半骨盆仅显示出外部的旋转不稳定而没有垂直方向的移位。如暴力继续，骨盆盆底组织、筋膜、骶棘韧带和骶髂前韧带就会被破坏。

（2）B3.1 型：双侧损伤（图 1-11）。B3.1 型是典型的翻书样损伤，在骨盆 X 线片或 CT 上没有后部或垂直方向的移位，后部韧带保持完整，所以尽管骨盆存在外部旋转不稳定，但在垂直方向是相对稳定的。尽管骨盆环较稳定，但因为盆底组织常遭到破坏，所以内脏器官的损伤较为常见。

2. 不典型翻书样损伤　翻书样损伤的变化类型很多。常见的有前部耻骨联合分离，但后部损伤是单侧或双侧的髂骨骨折，而不是骶髂关节前部分离。前部损伤可以是耻骨支骨折而不是耻骨联合分离。

所有的翻书样骨折都保持了骨盆后部的完整性。这些损伤的变化可以通过加修饰语的方法用国际分类法进行分类。

B2 型　侧方挤压伤。这类损伤的特点为单侧骨盆后弓的部分破裂而维持着垂直方向或后部的稳定性（即内部旋转稳定性）。

侧方的压缩暴力最易导致骨盆骨折。这些损伤的一部分类型是在实验研究中发现的，另一部分是在临床实践中发现的。

侧方挤压暴力直接作用于骨盆环上时可以导致两种类型的损伤：一种是同侧的骨盆前部和（或）后部的损伤（图 1-12A），另一种是对侧的损伤移位（图 1-12B）。侧方暴力的自然结果虽

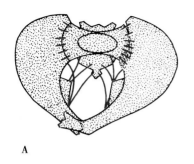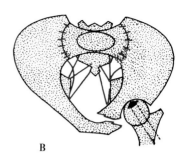

A   B

图 1-12 Tile B2:侧方挤压伤
A.同侧骨盆前部损伤;B.对侧骨盆前部损伤

然也影响骨盆后部的组织结构,通常情况下后部的韧带却保持完整,所以骨盆仍保持其稳定性。更重要的是,挤压暴力并没有撕破盆底的肌肉和韧带,所以就保证了骨盆垂直方向和后方的稳定性,特别是年轻患者的骶骨很强壮,即使侧方挤压暴力破坏了骶髂后韧带,完整的盆底结构也会阻止半骨盆的脱位。

1. 侧方挤压伤进一步分为:①前部损伤:由侧方暴力导致的前部损伤包括同侧耻骨上下支骨折、对侧耻骨上下支骨折、双侧耻骨上下支骨折、耻骨联合交锁、由耻骨联合旋转导致的耻骨上支骨折等。②后部损伤:骶髂关节的压缩包括骶髂关节处骶骨前方的粉碎骨折以及后张力带的完整;后部的压缩、破坏可以是骶骨也可以是髂骨,但后部的韧带保持完整;后部的结构破坏、压缩合并后部的韧带断裂(图 1-13)。③盆底损伤:尽管盆底的某些部分会被旋转的耻骨支刺破,但盆底的肌肉、筋膜和韧带仍保持连续。

对这些骨折模式的研究能够显示典型的侧方挤压暴力伤。

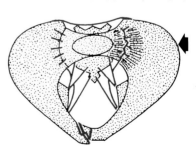

图 1-13 Tile B2:侧方挤压伤,后部压缩骨折

2. B2.1 型　同侧的前部和后部损伤。当侧方的压缩暴力作用于髂嵴时,受影响的半骨盆在内向的旋转应力作用下,导致骨盆环前部损伤。在通常情况下,这种损伤一般是耻骨上、下支骨折,耻骨联合交锁或 Tilt 骨折少见。在暴力的作用下,耻骨支可以旋转并撞击对侧的半骨盆。如果暴力持续存在,骶骨前部就会破裂,而骶髂关节后韧带和盆底组织仍保持完整,从而防止半骨盆在垂直方向的移位。

如果患者处在仰卧位,移位通常不能被发现而得不到临床上恰当的处理。后部的损伤通常较难发现,但如果详细查体或在诊治过程中如骨盆悬吊、让患者侧卧等情况下仔细观察,就可发现原来的移位。

(1) 耻骨联合交锁(图 1-14):任何一种侧方挤压暴力伤都可以从前方破坏耻骨联合而不一定使耻骨支骨折。尽管比较少见,但这种损伤还是存在的。

(2) Tilt 骨折(图 1-15):前部损伤可以是耻骨上支骨折,并经常累及髋臼的前柱。当侧方暴力持续时,耻骨上支通过耻骨联合旋转,最终导致耻骨联合破裂,引起 Tilt 骨折。在极少的病例中,耻骨上支位于垂直位。在耻骨联合处,暴力作用于会阴部或耻骨下支,从而在部分女性患者中引起性交困难,这种骨折移位需要切开复位。

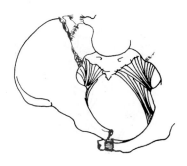

图 1-14　耻骨联合绞锁

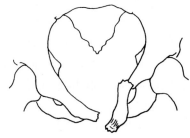

图 1-15　Tilt 骨折

3. B2.2 型 对侧型(桶柄样损伤)(图 1-16)。当侧方挤压暴力同一个旋转因素结合在一起时(通常通过髋关节),就会产生一种新的类型。前部的耻骨联合分离或两耻骨体或双侧耻骨上下支的骨折合并对侧后部结构的损伤。后部的韧带可以被破坏或保持完整。

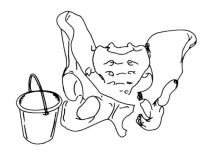

图 1-16 桶柄样损伤示意图

与其他所有的侧方暴力伤一样,该型因为盆底组织相对完整,所以还保持垂直方向的稳定性。随即发生的半骨盆向上脱位并向内侧旋转,外形像一只水桶的把手。在临床上,该侧大腿常处于内旋、缩短位。

临床上,这类损伤患者通常因肢体的内旋、缩短畸形而引起注意。受影响的髂后上棘常常位置升高,因此在此位置可以明显触及一个触痛的骨性包块。在一些病例中,持续的旋转暴力会导致后部韧带的断裂。但即使后部韧带断裂,完整的盆底结构仍能维持半骨盆垂直向的稳定性。

B3 型 双侧 B 型损伤(图 1-17)。双侧的损伤可以是双侧垂直方向都稳定的损伤。在侧方压缩暴力作用下的双侧 B2 损伤较常见。一侧的 B1 型翻书样损伤合并另一侧的 B2 型侧方压缩伤比较少见。

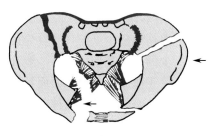

图 1-17 Tile B3:双侧 B 型损伤

(三) C 型(不稳定型)

不稳定的 C 型损伤是骶髂关节后部结构的完全破坏,并涉及剪切暴力。该型骨折可以是单侧损伤的 C1 型或双侧损伤的 C2 型和 C3 型,但总是由严重的创伤所导致,比如高处坠落伤、撞击伤或车祸伤。脱位的位置显示暴力涉及垂直平面，也就是剪切暴力伤。这种剪切暴力使骨盆环及周围软组织都会遭受严重破坏。前部的损伤可以是耻骨联合分离和（或）单侧耻骨支或双侧耻骨支的骨折。

不稳定 C 型损伤的特征是后部骶髂关节结构的严重破坏。骶骨、骶髂关节或髂骨可发生严重的移位和不稳定。

每一种损伤都有各自的特点而形成了不同的亚型：髂骨骨折为 C1.1 型，骶髂关节脱位或骨折脱位为 C1.2 型，骶骨骨折为 C1.3 型。通常除了皮肤和皮下组织之外的所有软组织都遭到破坏，说明骨盆有严重的不稳定，有些病例甚至连后部的皮肤也遭到破坏。这种损伤几乎像一个半骨盆切除术。

受影响的半骨盆完全不稳定，说明有构成盆底的骶结节韧带和骶棘韧带破损。能使骨盆坚韧的韧带受到破坏的暴力是相当大的，这样的暴力也会破坏骨盆及腹部的其他重要软组织。因此这种损伤常伴发一些其他非肌肉骨骼系统的损伤，如胃肠道、泌尿生殖系统、血管及神经系统的损伤。

这类骨盆骨折损伤非常严重，应立即采取复苏措施。临床上，X 线片和 CT 能够显示前方或后方 >1cm 的移位或脱位。L_5 横突撕脱骨折合并骶髂关节后部的间隙或髂峰处的骨折线是骨折不稳定的特征性征象。如果通过初步查体发现骨折有不稳定的征象，可通过牵引患侧下肢的方法使该侧半骨盆复位。

C1 型 单侧损伤。

1. C1.1 型 髂骨骨折（图 1-18）。髂骨骨折是后部损伤中最少见而且并发症最少的一个类型。骨折一般开始于骶髂关节的下面而延续到髂峰的后方。这种单纯的损伤中骶髂关节一般是完整的。合并神经、血管损伤的

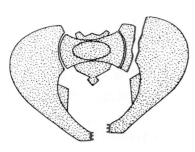

图 1-18　Tile C1.1:耻骨联合分离合并髂骨骨折

也比较少见。

2. C1.2 型　骶髂关节脱位或骨折脱位(图 1-19)。单纯的骶髂关节脱位(C1.2 a1型)常由严重的暴力引起。骶髂关节韧带是人体中最坚强的韧带,所以骶髂关节韧带的损伤一般由严重的剪切暴力合并外部旋转暴力所致。由

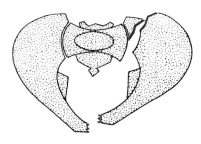

图 1-19　Tile C1.2:耻骨联合分离合并骶髂关节骨折脱位

于髂后上棘位于骶骨背侧,持续的外部旋转暴力会将髂骨与骶骨分离。

骶髂关节骨折合并脱位远比单纯脱位常见,通常由剪切暴力所致。常见的骨折脱位是骶髂关节前面脱位合并后部的髂骨骨折(C1.2 a1 型)。有些病例骨折发生在冠状面。比较少见的情况是骶骨骨折合并骶髂关节脱位(C1.2 a3 型)。骶骨翼十分强壮,这种情况比较少见。

3. C1.3 型　骶骨骨折(图 1-20)。最常见的后部 C型损伤是骶骨骨折,骶骨骨折也分几个型。骶骨骨折大多通过骶骨的最薄弱点——骶孔(C1.3 a2 型),骨折线通过骶孔外侧为 C1.3 a1 型。骨折线通过骶孔内侧为 C1.3 a3型,当骨折接近正中线时,神经损伤的危险性增加。

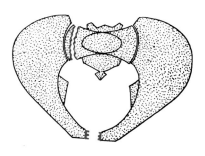

图 1-20　Tile C1.3:耻骨联合分离合并骶骨骨折

单纯的低于骶臀线的骶骨横向骨折不属于骨盆环骨折,因此属于 A2 型或 A3 型损伤。

C2 型　双侧损伤:一侧 B 型损伤,另一侧 C 型损伤(图 1-21)。这种损伤类型,通常一侧为部分不稳定的 B1 型翻

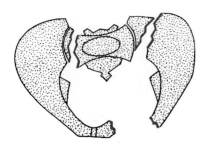

图 1-21 Tile C2 型：左侧为 B 型损伤，右侧为 C 型损伤

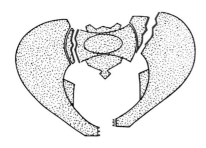

图 1-22 Tile C3 型：双侧均为 C型损伤

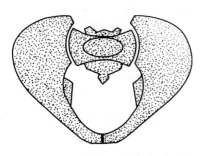

图 1-23 Tile C3 变异型：前弓完整，双侧骶髂关节脱位

书样损伤或 B2 型侧方挤压伤，而另一侧为经过髂骨、骶髂关节或骶骨的不稳定的 C型损伤。

C3 型 双侧损伤：双侧均为 C 型损伤（图 1-22）。这种类型都由高能量损伤所导致，是骨盆移位最严重、最不稳定并且预后最差的类型。两侧的半骨盆都是不稳定的 C 型损伤。整个盆底双侧都受到破坏。常伴有内脏、神经和动脉的损伤。

骶骨的复杂骨折见于那些高处坠落伤患者。在那种特殊的高能量损伤的作用下，会产生一种被称为 H 形的骨折，也就是两处垂直向的骨折合并一横向骨折。这种骨折常常难以分类而通常也归类于双侧损伤类型（C3 型）。

C3 变异型 双侧骶髂关节脱位，前弓完整（图 1-23）。

这种损伤实际上是变异的 C3 型损伤。其常发生在年轻女性患者，多是由于患者在过度屈曲位骑马时，因马摔倒而患者向后摔落在地上而遭受了持续的撞击伤。从 X 线片上看，其骨盆前部结构保持完整,但双侧骶髂关节后脱位。查体可见后部的畸形很明显,有挫伤,有时可触及捻发感。过度屈曲的体位使骶髂关节向后移动,但是屈曲的大腿似乎能保护前部的结构。

(四)骨盆环破坏合并髋臼骨折

大多数髋臼骨折会合并同侧骨盆环骨折或骶髂关节损伤(图 1-24)。有些髋臼骨折也会并发对侧的骨盆环损伤(图 1-25),这是由于侧方暴力伤的损伤机制所致。这种损伤既属于髋臼骨折又属于骨盆骨折。严重的骨盆环损伤合并严重的髋臼骨折时预后要比其他类型更差。

Tile 及 AO 骨盆骨折分类方法是以骨盆稳定的概念为基础,并与导致骨盆骨折的暴力的方向有关,骨折的严重程度从 A 型到 C 型逐渐递增。这种分类方法是与软组织损伤相关的,并且对了解病情预后也是有价值的。

许多文献都认为以暴力方向和骨盆稳定性为基础的骨盆骨折分类方法与骨盆软组织损伤的转归以及是否留有后遗症之间存在必然的联系。

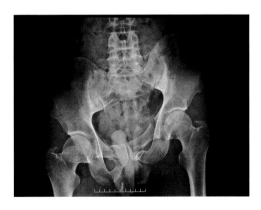

图 1-24 骨盆环损伤合并同侧髋臼骨折:骨盆前后位 X 线片示双侧耻骨骨折、左侧骶骨骨折,半骨盆垂直向上移位,同侧髋臼 T 形骨折

概括地说,A 型骨折骨盆环都是稳定、完整的,骨折的处理一般不会涉及患者的软组织情况,而 B 型和 C 型骨折骨盆有部分甚至完全不稳定,骨折的处理方法会对患者的软组织及整体情况以及恢复产生重要影响。

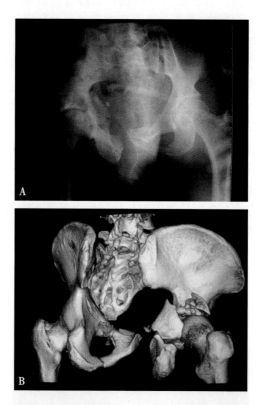

图 1-25 左侧骨盆环破坏伴对侧髋臼横形加后壁骨折

A.骨盆右侧髂骨斜位 X 线片示耻骨联合分离、左侧耻骨支骨折、骶髂关节分离,右侧髋臼髂耻线不连续,髋臼缘不完整;B.CT 三维重建(后面观)示髋臼后壁粉碎骨折、耻骨联合分离、左侧耻骨支骨折、骶髂关节分离

参考文献

1. 周东生主编.骨盆创伤学.济南:山东科学技术出版社,2009

2. Looser KG,Crombie HD Jr. Pelvic fractures:an anatomic guide to severity of injury. Review of 100 cases. Am J Surg,1976,132(5):638-642

3. Huittinen VM,Slätis P. Fractures of the pelvis. Trauma mechanism,types of injury and principles of treatment. Acta Chir Scand,1972,138(6):563-569

4. Semba RT,Yasukawa K,Gustilo RB. Critical analysis of results of 53 Malgaigne fractures of the pelvis. J Trauma,1983,23(6):535-537

5. Melton LJ 3rd,Sampson JM,Morrey BF,et al. Epidemiologic features of pelvic fractures. Clin Orthop Relat Res,1981,(155):43-47

6. Holdsworth FW. Dislocation and fracture-dislocation of the pelvis. J Bone Joint Surg Br,1948,303:461-466

7. Bucholz RW. The pathological anatomy of Malgaigne fracture-dislocations of the pelvis. J Bone Joint Surg,1981,633:400-404

8. Burgess AR,Eastridge BJ,Young JW,et al. Pelvic ring disruptions:effective classification system and treatment protocols. J Trauma,1990,30(7):848-856

9. Tile M,Pennal GF. Pelvic disruption:principles of management. Clin Orthop Relat Res,1980,(151):56-64

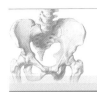

第二章

骨盆骨折的急救原则及早期评估

第一节　骨盆骨折的急救原则及早期评估

一、骨盆骨折的急救原则

骨盆骨折的急救应遵循高级创伤生命支持(advanced trauma life support,ATLS)原则进行。创伤发生后数分钟至数小时内是抢救的黄金时间,与第二个死亡高峰期重合。严重多发伤的患者通常难以提供完整的病史,因此应尽可能从护送或现场人员中了解情况,分析病情和损伤机制(表2-1)。

表 2-1　创伤后三个死亡高峰

死亡高峰	时间	死亡原因
第一高峰	创伤后数秒至数分钟内	脑、脑干、高位脊髓、心脏、主动脉和大血管损伤
第二高峰	创伤后数分钟至数小时内	硬膜外、硬膜下血肿、血气胸、肝脾破裂、骨盆骨折、大量失血
第三高峰	创伤后数天至数周	创伤后感染、器官功能衰竭、MODS等严重并发症

ATLS 的"ABCDE"原则:

气道维持与颈椎保护(airway,A):初期评估首先要检查气道,保持气道通畅。

可疑气道梗阻患者应尽快建立鼻/口咽通气道。对于颅脑外伤昏迷或 GCS<8 的患者,如果没有保持气道通畅的能力,应该建立永久人工气道。对于复合伤、昏迷、特别是怀疑颈椎损伤患者应进行颈椎保护。

呼吸和通气(breathing,B):吸氧并监测血氧饱和度。及时发现引起呼吸通气障碍的创伤。

造成呼吸通气障碍的创伤有张力性/开放性气胸、连枷胸、肺挫伤、血胸等。张力性气胸会严重而急剧地影响到患者的通气和循环,正压通气往往使病情加重。因此,一旦怀疑,应该立即行胸腔减压术。

稳定循环(circulation,C):监测血压、心率,尽快判断循环稳定性,建立静脉通路和止血。

监测血压、心率。根据患者意识水平、皮肤颜色、脉搏也可初步判断循环稳定性,动脉搏动与血压关系如下:颈动脉搏动收缩压(SBP)≥60mmHg;股动脉搏动 SBP≥70mmHg;桡动脉搏动 SBP≥80mmHg。循环不稳定患者,尽快建立静脉通路,进行液体复苏或输血。开放性损伤可用纱布压迫或止血带来控制出血,如果有内部出血,应积极进行干预以控制出血。

活动障碍或神经功能改变(disability,D):快速神经学评估在初期评估最后进行。

神经学检查包括评估患者的神志水平,瞳孔大小和对光反射。简单便于记忆的神志评价方法是"AVPU":A 完全清醒(awake);V 对语言反应(verbal response);P 对疼痛反应(painful response);U 对刺激无反应(unresponsive)。格拉斯哥昏迷评分(GCS)是更详细的神经学检查方法,同时也很快捷、简单,并且对患者的预后有预测意义。这些检查可以按照"AVPU"的先后顺序。如果在初期复苏时没有做,GCS 作为再次评估时更为详细和定量的神经学检查指标(表 2-2)。

表2-2　格拉斯哥昏迷评分（GCS）

运动反应	神志状态	睁眼反应	评分
能按指令运动肢体			6
对刺痛有反应	正常		5
无目的运动	混乱	正常	4
异常屈曲反应	躁动	对言语有反应	3
异常伸直反应	嗜睡	对刺痛有反应	2
无反应	昏迷	无反应	1

注：三组反应的总和为GCS，<8分为重度创伤，9~12分为中度，13~15分为轻度

E（exposure and environment）：暴露／环境控制：充分暴露以便全面检查，同时要注意保温。

患者需要完全去除衣物以方便全面检查。检查结束，必须马上盖上温暖的毯子或外用加温设备以防止急诊环境中的低体温。静脉输注的液体需要输注前加温，周围环境（室温）也要温暖。

初期评估结束，复苏措施已经很好地展开，患者生命体征逐渐趋于平稳后进行再次评估。应包括全面的病史和体格检查以及生命体征的再评估。创伤患者要反复接受再评估以确保新的临床征象没有被遗漏和恶化。连续监测生命体征和尿量非常重要，减轻疼痛也是创伤处理中的重要部分。

二、骨盆骨折的早期评估

（一）出血量的评估（ATLS出血分级）（表2-3）

表2-3　ATLS出血分级

分级	失血量	症状体征	复苏处理
Ⅰ级	<750ml（<15%）	心率、呼吸频率、血压、脉压无改变	不需要复苏
Ⅱ级	750~1500ml（15%~30%）	出现心动过速和呼吸急促，收缩压略下降（特别是患者在仰卧位时），脉压变小。尿量略有减少（20~30ml/h）	复苏仅需要晶体液，少量患者需要输血

续表

分级	失血量	症状体征	复苏处理
Ⅲ级	1500~2000ml (30%~40%)	出现明显的心动过速和呼吸急促,肢体皮温下降,毛细血管反应时间延长,收缩压下降,精神状态下降和尿量减少(5~15ml/h)	复苏除晶体液输注外,往往需要输血
Ⅳ级	>2000ml (>40%)	危及生命的出血。明显的心动过速、收缩压降低、皮温降低、颜色苍白、精神反应差,脉压减小和无尿	需要紧急输血和外科干预

　　人体血容量约占体重的7%,以体重70kg患者为例,血容量约4900ml。

　　(二)骨盆骨折血流动力学分级

　　根据血流动力学,通常将患者分为四类:稳定型、临界型、不稳定型和极端不稳定型。对于血流动力学不稳定型患者,不同的机构有各自的衡量标准。目前仍认为收缩压≤90mmHg即提示血流动力学不稳定(表2-4)。

表2-4　骨盆骨折患者血流动力学分型

参数	稳定型	临界型	不稳定型	极不稳定型
血压(mmHg)	≥100	80~100	60~90	<50~60
输血时间(h)	0~2	2~8	5~15	>15
血清乳酸浓度(mmol/L)	正常	接近2.5	>2.5	严重酸中毒
碱剩余(mmol/L)	正常	无相关数据	无相关数据	>6~18
ATLS分级	Ⅰ	Ⅱ~Ⅲ	Ⅲ~Ⅳ	Ⅳ
尿量(ml/h)	>150	50~150	<100	<50

　　(三)骨盆骨折类型与损伤的关系

　　理想的骨盆骨折分型系统应能说明损伤机制,推断血流动力学的变化,并指导旨在恢复骨盆稳定性的治疗。若能由骨折类型推断出血的严重程度和出血的主要原因,则能有针对性地选择治疗方案,减少抢救的盲目性,最终减少出血引起的死亡,并对急救复苏的预后做出初步判断。

在骨盆急救中,Young-Burgess 分型更实用,可指导治疗,有利于预测局部损伤、合并损伤及死亡率。APC 型属翻书样损伤,通常导致耻骨联合分离,损伤骶髂前韧带、同侧的骶棘韧带和骶结节韧带。由于髂内血管的分支靠近骶髂关节前方,所以在 APC 型中容易引起出血。LC 型是由侧方暴力引起的骨盆内旋,由于骶结节韧带、骶棘韧带以及髂内血管在骨折移位时短缩,反而不容易引起损伤,因此 LC 型中知名血管如髂内动脉、臀上动脉损伤较为少见。如果出现这些血管损伤,往往是由于骨折块撕裂血管引起。VS 型是半侧骨盆发生垂直移位,往往会引起较为严重的局部血管损伤。CM 型损伤是高能量引起的骨盆骨折,通常合并有两种暴力方向。

Young-Burgess 分型对于预测损伤情况、死亡率和指导复苏有重要意义。特别是随着 APC 分型增加,骨盆骨折患者死亡率也增加。在侧方挤压型中引起骨盆大出血较为少见,引起死亡往往是其他原因如头外伤。然而 APC 型中死亡原因最常见的是骨盆合并内脏损伤。通过 Young-Burgess 分型能较好地分析损伤引起的暴力方向,以帮助进行早期评估和复苏。如果患者有后方结构完全不稳定的症状应警惕大出血的发生(表 2-5)。

表 2-5 Young-Burgess 分型

Young-Burgess 分型	临床表现
APC 型	前后挤压型
APCⅠ型	轻度,耻骨联合分离≤2.5cm,骶髂前韧带拉伸
APCⅡ型	耻骨联合分离 >2.5cm,骶髂前韧带撕裂
APCⅢ型	耻骨联合完全分离,骶髂前后韧带均撕裂
LC 型	侧方挤压型:均合并有闭孔环骨折

续表

Young-Burgess 分型	临床表现
LCⅠ型	骶骨损伤
LCⅡ型	髂骨翼骨折
LCⅢ型	一侧为 LCⅠ、Ⅱ型,对侧合并 APC 型损伤
VS 型	垂直剪切型:半侧骨盆垂直移位,耻骨骨折及骶髂关节脱位或骨折脱位
CM 型	复合型:合并 APC、LC、CM 两种及以上类型的损伤

第二节　液体复苏与输血

创伤患者早期死亡的主要原因是大出血,其导致的低体温、酸中毒、凝血病被称为死亡三联征,三者相互促进使病情进行性恶化,导致患者死亡。止血是创伤失血性休克最有效的治疗方法,但确定性止血治疗并不总能马上进行。因此尽快进行液体复苏十分重要。液体复苏原则可以分为三阶段:第一阶段:活动性出血期(8 小时内),液体复苏以平衡盐液和浓缩红细胞为主;第二阶段:血管外液体扣押期(1~3 天),胶体与晶体液相结合的方法;第三阶段:血管再充盈期(复苏后 3 天),减少输液量,适当应用利尿剂。本节重点讨论第一阶段。

一、复苏目标

尽快在有效的代偿 1 小时(黄金 1 小时)内采取有效的复苏措施恢复终末器官灌注和组织氧供。

1. 无颅脑损伤的患者,在严重出血控制之前,将收缩压维持在 80~90mmHg。

2. 对于合并严重颅脑损伤[Glasgow 昏迷计分法(GCS)≤8]维持平均动脉压(mean arterial pressure,MAP)(平均动脉压 =1/3

收缩压 +2/3 舒张压)≥80mmHg,以保证脑灌注。

　　限制性液体复苏较常规积极复苏策略能更好地维持机体血流动力学的稳定,显著提高失血性休克的救治成功率。Morrison 等开展的一项随机对照试验中,90 例失血性休克需紧急手术患者被随机分为两组,试验组患者接受低血压性复苏策略,液体复苏目标 MAP50mmHg,对照组 MAP65mmHg。结果显示低 MAP 组患者手术期间接受的血液制品和静脉输液总量少于对照组,术后早期死亡率显著降低,30 天病死率也呈降低趋势。不过,低压复苏时间不宜过长,最好不超过 90 分钟,若超过90 分钟,应考虑器官功能保护措施。

二、复苏方法

　　建立快速有效的输液通道,采取以晶体液和浓缩红细胞为主的输液方案;尽快以浓缩红细胞为主进行输血,早期使用血浆。血浆与浓缩红细胞比例至少为 1:1 或 1:2。

　　1. 立即建立至少两条大口径通路输液通道,忌用下肢静脉。休克严重时,应立即建立锁骨下静脉或颈静脉通路。

　　2. 快速补充晶体液 2000ml,观察患者血流动力学有无反应。

　　3. 快速补液后,如果血压不回升或回升后又下降,说明体内有活动性出血。此时应控制液体速度,将患者收缩压维持在90mmHg 左右(即可允许性低血压)。尽快查明出血部位,实施损伤控制手术以控制出血。

　　近年来,容量复苏液体选择一直是广泛争论的焦点。由于胶体液分子量大,在血管内存留时间长,理论上比晶体液有更好的复苏效果。但相关研究发现,胶体液与晶体液相比在提高患者的总体救治成功率方面并无显著优势。高渗液体通过提高血液渗透压,将细胞内和组织间隙的水分转移到血管内,小剂量的高渗液就能改善患者的平均动脉压,扩容效果好于等渗液。早期小样本研究数据显示,使用高渗盐水溶液复苏有改善生存的趋势,但近期发布的多项大型临床研究证实,高渗液体较等渗液并不能显著改善患者的临床结局。复苏结局联合体(resuscitation outcomes consortium,ROC)研究是迄今为止研究高渗液体对失血性休克复苏效果的最大样本量的随机对照研究,研究者对低血容量休克的穿透伤和钝挫伤患者随机输7.5% 高渗盐 - 右旋糖酐,或 7.5% 高渗盐或生理盐水,中期数据分析发现各组间患者 28 天死亡率无显著差异,高渗液体亦不能降低器官衰竭的发生率,亚组分析发现伤后 24 小时未输血可能增加该部分患者的死亡风险。鉴于此,数据和安全检测委员会决定终止该项研究。

2013 年,创伤性出血与凝血障碍处理欧洲指南建议对于低血压的创伤出血患者进行液体治疗,液体复苏的首选液体为晶体液,如果需要胶体液,其剂量也应限制在一定的范围内,尤其是严重脑损伤患者不宜输注白蛋白,因为多项研究证实,白蛋白可以增加严重颅脑创伤患者的死亡率;对于合并严重颅脑损伤的患者,也应避免使用低渗溶液如乳酸林格液,以免加重脑水肿而使病情恶化。但在创伤晶体液或胶体液。对于血流动力学不稳定的躯干穿透伤患者,推荐使用高渗液体,有利于维持患者血管内液体容量,减少渗出。

三、输血和创伤性凝血病

早期使用血浆,尽早检测并采取措施维持凝血功能。

1. 伤后 3 小时内尽早使用氨甲环酸,首剂 1g(给药时间 >10 分钟),后续 1g 持续输注 8 小时。

2. 维持血浆钙离子水平在正常范围。

3. 如血栓弹力图提示功能性纤维蛋白原缺乏或血浆纤维蛋白原达 15~20g/L,应输注纤维蛋白原或冷沉淀,纤维蛋白原的起始剂量为 3~4g,冷沉淀为 50mg/kg,(体重 70kg 成人,约15~20U)。然后根据血栓弹力图和纤维蛋白原的检测水平决定是否继续输注。

4. 输注血小板以维持计数在 >50×10⁹/L。如患者持续出血,应尽量维持计数在 100×10⁹/L 以上。输注的起始剂量为 4~8U。

5. 如果已经采取标准的控制出血策略和最佳传统止血措施,大出血和创伤性凝血病还持续存在,可使用基因重组的活化Ⅶ因子(rF Ⅶa)。

患者的凝血功能主要分为凝血和纤溶两方面。创伤性大出血患者早期的出血往往是原发性创伤性出血,后期是纤溶亢进导致的凝血功能障碍而继发性出血。2005 年,为了验证抗纤溶药对创伤性大出血的治疗效果,在 WHO 支持下进行了研究。2010 年发表了研究结果(C R ASH2 试验)。收集 2005 年以后的严重创伤性大出血患者 20 211 例,其中 10 096 例纳入氨甲环酸组,10 115 例纳入对照组。氨甲环酸组给予氨甲环酸(1g 负荷量 10 分钟,随后 1g 维持 8 小时),对照组相应给予生理盐水。结果显示氨甲环酸组因出血的死亡率降低(4.9% *vs.* 5.7%, *P*=0.0077),总死亡率降低(14.5% *vs.* 16.0%, *P*=0.0035)。两组在栓塞事件、输血量、需要外科手术等方面差异无统计学意义,生活质量氨甲环酸组明显优于对照组。研究发现创伤后 3 小时内使用氨甲环酸能够明显降低大出血导致的死亡率而创伤后 3 小时使用氨甲环酸则可增加出血导致的死亡率。因此,2013 年欧洲指南强调了应早期实施抗纤溶措施。如果条件允许,最好在患者转送医院的途中应用首剂氨甲环酸,以便更早更好地控制纤溶。其机制为大出血时激活机体促凝血功能的同时,纤溶功能也相应被激活,此时抑制纤溶,也就是增强了促凝血,减少出血,降低凝血因子的进一步消耗,改善预后。

钙离子本身也作为一种凝血因子参与凝血过程,对于大量输血的患者应监测血浆钙离子水平并维持在正常范围。大出血患者,早期应用血浆或纤维蛋白原以补充足够的凝血因子。如果血栓弹力图提示功能性纤维蛋白原缺乏或血浆纤维蛋白原水平达 15~20g/L,推荐输注纤维蛋白原或冷沉淀。血小板计数应维持 >50×10⁹/L;对于持续出血和(或)创伤性脑损伤的患者,血小板计数维持在 100×10⁹/L 以上。对接受抗血小板治疗的大出血或颅内出血的患者输注血小板。如果患者单独使用阿司匹林,使用去氨加压素(0.3μg/kg)。接受抗血小板治疗的患者,还应检测血小板功能。血小板功能不良且存在持续微血管性出血患者,建议使用浓缩血小板治疗。使用抑制血小板药物和血管性血友病的患者,建议使用去氨加压素(0.3μg/kg)。在创伤出血患者中不建议常规使用去氨加压素。

口服维生素 K 依赖性抗凝药的患者,早期使用浓缩的凝血酶原复合物进行紧急拮抗。如果血栓弹力图提示凝血启动延迟,建议使用凝血酶原复合物。使用抗 Xa 因子药物,如利伐沙班的患者,如果存在致命性出血,建议使用大剂量的凝血酶原复合物(25~50U/kg)以逆转利伐沙班的效应。对于口服凝血酶抑制药,如达比加群的患者,不建议使用凝血酶原复合物。如已经采取标准的控制出血策略和最佳传统止血措施,大出血和创伤性凝血病仍持续存在,可使用基因重组的活化Ⅶ因子(rF Ⅶa)。单独颅脑损伤引起的颅内出血,不能使用 rF Ⅶa。

第三节　骨盆骨折急救流程

骨盆骨折患者接诊后需要进行快速有效地评估和处理。我们总结过去多年的经验,建立一套急救流程,规范骨盆骨折特别是合并血流动力学不稳定患者的救治。怀疑有骨盆环骨折特别是合并血流动力学不稳定患者到达医院后,根据 ATLS 原则进行评估和救治。

1. 维持气道,必要的话建立人工气道和机械通气,对于怀疑有颈椎损伤的患者同时进行颈椎保护。

2. 根据患者意识水平、皮肤颜色、脉搏初步判断循环稳定性。

3. 怀疑有血流动力学障碍的患者,立即建立至少有两条大口径通路输液通道,并忌用下肢静脉。休克严重时,立即建立锁骨下静脉或颈静脉通路。

4. 建立生命体征监护,记录出入量,吸氧并监测血氧饱和度。完成相关血液检查(血常规、凝血功能、动脉血气、血乳酸和碱缺失等)和备血。

5. 开放性损伤可用纱布压迫或止血带来控制出血。

6. 快速补充晶体液 2000ml,观察患者血流动力学有无反应。

7. 建议使用可移动 X 线机进行胸部正位、骨盆正位、颈椎侧位检查。确定有无胸部出血和颈椎损伤,并初步判断骨盆损伤类型。

8. 可移动床旁 B 超机进行腹部创伤 B 超(focused abdominal sonography for trauma,FAST),观察是否有腹腔内出血。

9. 利用骨盆带控制骨盆容积和稳定骨盆,紧急情况下也可使用任何长单及适当宽度的衣物用于制作"骨盆单"。

10. 根据复苏情况进行下一步处理:

(1) 快速复苏无反应:立即剖腹探查以控制腹腔内出血,必要时行骨盆填塞术,同时进行骨盆外固定术以稳定骨盆。

(2) 快速复苏有反应但继续液体或输血维持:立即进行二次评估,如 FAST 或 CT 检查,动态观察出血有无增加。如果有检查阳性,治疗同上。如果检查阴性,应行血管造影栓塞术。

11. 对于骨盆骨折合并血流不稳定患者在初期治疗后都应转入 ICU 病房,进行下一步复苏和最终评估。

附:骨盆骨折急救流程图

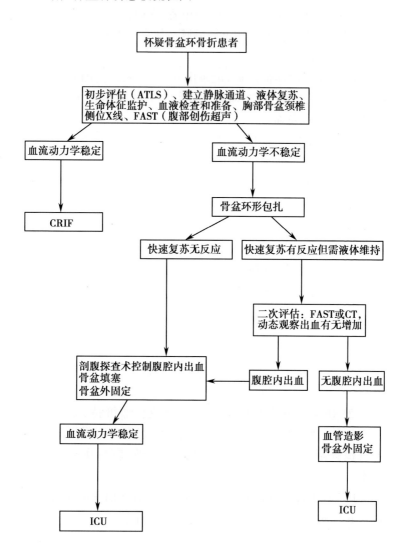

参考文献

1. American College of Surgeons：Advanced Trauma Life Support for Doctors，ed 8. Chicago，IL：American College of Surgeons，2008
2. 孙旭，吴新宝，王满宜．骨盆骨折的急救．中华创伤骨科杂志，2009，11（7）：637-641

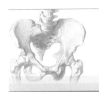

第三章

骨盆外固定

骨盆外固定主要包括骨盆束缚带、骨盆外固定支架及 C 形钳等,在急症室应急情况下,如无骨盆束缚带、前环外固定支架、C 形钳等设备,甚至可以临时应用床单制作简易的骨盆带来稳定骨盆。这些外固定措施不仅能迅速稳定骨盆环,减少骨折断端的异常活动,还能有效减少骨盆容积,控制盆腔内出血,有利于抗休克治疗,提高抢救的成功率。骨盆骨折后骨盆环破裂、移位不仅导致结构上的不稳定,异常活动破坏凝血块或刺伤血管,导致出血或增加出血,而且还会增加骨盆容积,引起负吸效应,发生自身的填塞效应,引起出血不止。Stover 等认为骨盆近似于球形,其容积计算可近似于 $4/3\pi \times$ 半径^3,随着骨盆环的劈裂、移位,骨盆容积会成倍增加。研究发现,耻骨联合分离 3cm,骨盆容积将增加 1 倍。因此,骨盆外固定既能迅速稳定骨盆环,又是控制盆腔内出血的重要措施。早期应用骨盆外固定可使骨盆骨折患者获得有效和可靠的抢救效果,明显降低患者致残率和死亡率。在后期,前环外固定架还可作为骨盆后环内固定的一种补充固定方式,甚至是最终的确定性治疗方法。

第一节 骨盆带固定

骨盆带的优点是迅速、有效、无创、操作简单,不需要特殊的训练,可迅速恢复骨盆稳定性,达到控制骨盆容积的效果,尤其适用于院外、急诊室内骨盆骨折的急救。在情况紧急没有专用的骨盆带时,可使用床单等制作简易骨盆带。

一、骨盆带的适应证

主要适用于翻书样骨盆骨折。

二、骨盆带的分类

1. 各种常见商用骨盆带。

2. 临时床单制作的骨盆带。

三、骨盆带的使用方法及要点

通常骨盆带束缚于骨盆周围,对骨盆环施加压力以达到稳定骨折、控制骨盆容积的作用。

可在骨盆周围不同位置使用骨盆带,但达到同等程度复位骨盆环的目的所需力是不同的:Bottlang 等对尸体进行力学实验表明,经股骨大转子及耻骨联合为(180 ± 50)N,经耻骨联合和髂骨翼正中为(228 ± 55)N,经髂前上棘和髂骨翼之间为(262 ± 79)N。

因此,综合固定效果及所加压力等因素,推荐经大转子放置骨盆带(图 3-1)。另外,经大转子使用骨盆带还不影响腹部检查、腹股沟血管穿刺等操作。如果配合将下肢内收、内旋固定效果会更好(图 3-2)。

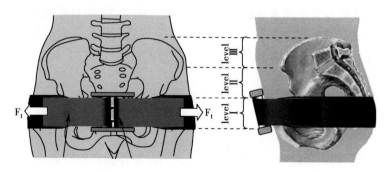

图 3-1　经大转子及耻骨联合使用骨盆束缚带示意图

四、床单的使用方法及要点

1. 将床单折叠成 30~40cm 宽(图 3-3A)。

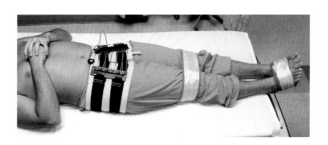

图 3-2 下肢内收、内旋固定,配合骨盆带

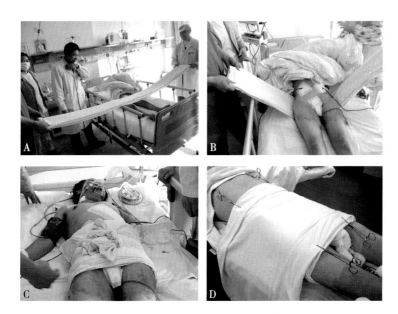

图 3-3 床单的使用方法及要点

A.将床单折叠成 30~40cm 宽;B.将其放置于患者骨盆周围或经大转子耻骨联合置放;C、D.折叠床单绕骨盆一周,用三角巾、绷带或者巾钳固定

2. 将其放置于患者骨盆周围或经大转子耻骨联合置放(图 3-3B)。

3. 患者仰卧位,折叠床单绕骨盆一周,用三角巾、绷带或者巾钳固定(图 3-3C、D)。

五、骨盆带并发症及注意事项

使用骨盆带、床单临时固定应注意避免压力过大、时间过长,否则,轻则使骨盆周围皮肤形成压疮、坏死等,重则可导致腹盆腔压力过大,以致发生腹腔或盆腔间隔室综合征等情况。

第二节　骨盆前环外固定架固定

骨盆前环外固定架是目前应用最为广泛的骨盆临时外固定装置。其主要作用为临时稳定骨盆、控制骨盆容积、减少骨盆骨折出血、减轻患者痛苦、便于进一步的抢救和治疗。后期还可作为骨盆后环内固定的一种补充固定方式,甚至是某些骨折类型的确定性治疗方法。在不稳定性骨盆骨折的急救期,选择骨盆前环外固定支架原则为:简单,不复杂,尽量不影响后续抢救措施的施行。

一、骨盆前环外固定的适应证

适用于绝大部分不稳定性骨盆骨折及多发伤患者。因骨盆外固定架主要置于骨盆前环,通过内旋髂骨以达到对翻书样骨盆骨折的稳定作用,对骨盆前环有较好的控制,尤其适合骨盆后环损伤较轻,存在有完整铰链作用的翻书样骨盆骨折。但对骨盆后环控制作用较差。因而对后环稳定性破坏严重的损伤建议选择 C 形钳。

二、骨盆前环外固定架的分类

骨盆前环外固定架设计多种多样,但主要由固定于髂骨的

固定钉(Schanz 钉)、连杆、连接器组成。依其固定钉置入髂骨进钉点的不同大体分为三种:

1. 髂骨前上方 固定钉的进钉点位于髂前上棘至髂结节之间的髂嵴处,方向指向髋臼上方(图 3-4)。

2. 髂骨前下方(髋臼上方) 固定钉的进钉点位于髂前下棘,或位于髂前上棘与髂前下棘之间的髂骨,方向指向髂后上棘(图 3-5)。

3. 髂嵴下方 固定钉的进钉点位于髂前上棘或稍下方,方向平行于髂嵴,指向髂结节,置入髂嵴皮质下骨(图 3-6)。

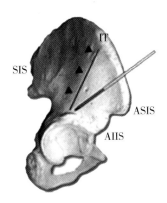

图 3-4 髂骨前上型外固定架

髂嵴下方较少应用,目前常用髂骨前上方、髂骨前下方(髋臼上方)两种。另外,还有研究者将这两种方式联合应用,采用多平面的固定方式,虽然在生物力学上有一定的优势,但是目前尚无临床证据显示其在提高患者生存率上存在优势。

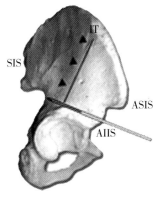

图 3-5 髂骨前上型外固定架

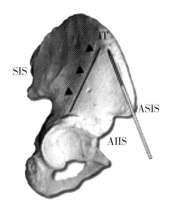

图 3-6 髂嵴下方型外固定架

三、操作步骤及注意事项

（一）体位

仰卧位。适当垫高骨盆下方。

（二）麻醉方法

采用局部麻醉。

（三）髂骨前上方置钉方法

1. 进钉位置和方向

（1）进钉位置：每侧半骨盆的髂前上棘后方至髂结节之间的髂嵴处（图3-7）。

（2）进钉方向：如图3-8所示，沿髂骨内外板间指向髋臼上方。固定钉把持在髂骨前方骨质最厚的地方，是髂前柱的位置所在，固定较为牢固可靠。

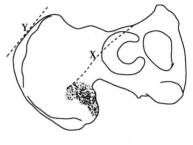

图3-7 髂骨前上方置钉进钉点

2. 切口 经皮微创，或沿髂骨翼切开皮肤3~5cm，或在确定的每个进钉点跨髂骨翼做1cm左右的横向切口，切口指向脐（图3-9），如应用经皮微创或小切口，应使用套筒以保护软组织。条件不允许时，可选择5ml或10ml注射器作为保护性套筒。在做切口时应充分考虑到因骨盆移位、肿胀、患者肥胖等原因容易出现皮肤切口或穿刺点与髂嵴置钉位置距离不对应所导致的皮肤切割或压迫等并发症。

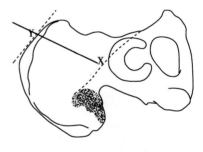

图3-8 髂骨前上方置钉进钉点方向

3. 确定髂骨翼的方向 在置钉时要充分考虑到髂骨翼的本身曲线和倾斜度，以及骨盆骨折后，髂骨的移位，以确保固定钉的在内外板之间。正常情况下髂骨翼与矢状面、冠状轴呈大约45°。通常在确定的髂嵴两侧沿内外板插入2.0mm的克氏针并指向髋臼顶作为导向针。否则极易将固定钉穿破内外侧板。也可在透视下确定髂骨翼的方向。

4. 确定进钉点 由于髂嵴向外侧突起，确定进钉点时应在髂嵴中点稍偏内侧处（图3-10）。

5. 钻孔、置钉 电钻或开孔器在髂嵴上开孔，钻头直径的选择由不同类型和品牌的外固定架系统所决定，一般为3.2或3.5mm，预钻孔时以刚刚

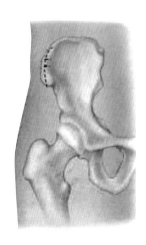

图3-9 切口示意图

穿透髂嵴皮质为佳，以利于固定钉自行在髂骨内外板之间的松质骨内找到通道。钻孔后，沿导向针，垂直于髂嵴徒手置入固定钉，进钉深度约5~6cm，不可过深，以免误入髋关节，并要确保螺钉在内外板之间。固定钉直径成人可选择5mm，儿童3mm。必要时在X线透视（闭孔斜位）下更为安全、可靠。每侧髂嵴可植入1~3枚固定钉。如植入多枚螺钉时，Tile建议固定钉向

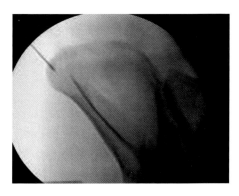

图3-10 髂骨前上方置钉进钉点在髂嵴中点稍偏内侧处

55

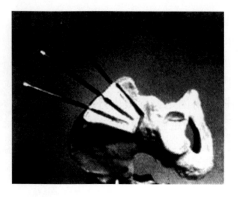

图 3-11　Tile 建议固定钉向下汇集于髋臼顶上方的厚实的骨质内

下汇集于髋臼顶上方厚实的骨质内(图 3-11)。注意要确保有螺纹部分完全在髂骨内。

6. 可能损伤的组织结构

(1) 穿破髂骨内外板;

(2) 进入髋关节;

(3) 损伤股外侧皮神经。

(四) 髂骨前下方置钉方法

1. 进钉位置和方向

(1) 进钉位置:每侧半骨盆髂前上棘与髂前下棘之间的髂骨前缘,通常第 1 根固定钉的进钉点选择在髂前下棘(图 3-12),如需植入第 2 根钉,进钉点应选择在髂前上棘与髂前下棘之间。

(2) 进钉方向:如图 3-13 所示,沿髂骨内外板之间自髂前下棘指向髂后上棘。固定钉不仅经过髋臼上方骨质厚实区域,而且还经过髋臼后面坐骨大切迹上方骨质坚硬的区域,钉道更长且宽,把持力更强

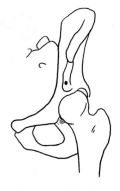

图 3-12　进钉位置

（图 3-14）。

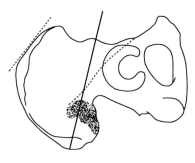

图 3-13 进钉位方向

2. 切口 经皮微创，或以髂前下棘中心，纵向或横向切开皮肤 3~5cm（图 3-15），钝性分离至骨面，注意保护股外侧皮神经。同样要注意，在做切口时应充分考虑到因骨盆移位、肿胀、患者肥胖等原因容易出现皮肤切口或穿刺点与髂嵴置钉位置距离较远所引起的皮肤切割或压迫等并发症。

3. 确定进钉点 置钉时同样要充分考虑到髂骨翼本身的曲线和倾斜度，以及骨盆骨折后，髂骨的移位，以确保固定钉在内外板之间。由于此处髋臼上方骨质较为宽厚，钉道更加不规则。进钉点的确定、置钉通常需要在透视下进行。

自髂前下棘至髂后上棘内外板之间的这一钉道在标准的骨盆出口、闭孔斜位 X 线片上，内外板的投影呈一圆锥形，进钉点应选择在这一圆锥形的中心或偏上一点。

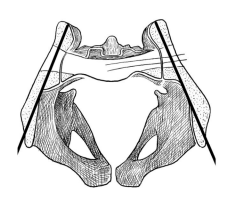

图 3-14 经钉道的骨盆断面

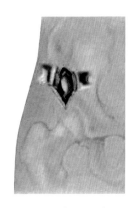

图 3-15 切口示意图

4. 钻孔、置钉 确定进钉点后,电钻或开孔器破开皮质,在骨盆髂骨斜位透视下,手动或电钻(最好是手动)沿着设计的进钉方向预钻孔、置钉,以避免钻头或固定钉进入髋关节或穿透坐骨大切迹,另外还要间断在骨盆入口、闭孔斜位下透视以确保固定钉没有穿透髂骨内外侧板。固定钉直径最大可选择 6mm,长度在 5~7cm 为宜。

5. 可能损伤的组织结构

(1) 穿破髂骨内外板;

(2) 进入髋关节;

(3) 损伤股外侧皮神经;

(4) 穿透坐骨大切迹,损伤臀上动静脉、神经;

(5) 损伤股动静脉、神经。

(五) 骨盆骨折复位、外固定架组装

在完成双侧半骨盆固定钉的置入后,置入的螺钉为进一步复位骨盆骨折带来了便利,术者以螺钉为操纵柄,可通过旋转、牵拉、撑开、加压等方法,对骨盆骨折进行复位,对骨盆环的垂直移位虽然不能直接进行复位,但可通过下肢的牵引来辅助复位。

对骨盆骨折初步复位后,通过多向连接器、连接杆,组合成不同形态的框架,甚至还可以通过这些连接杆和框架的操控,进行撑开或加压等来进一步复位或加强复位的效果。但没有哪一种方式有足够的强度来有效控制骨盆后环,尤其是垂直不稳定。因此为避免操作繁琐,在急救期一般应选择简单的 A 形或梯形框架组合(图 3-16)。

注意在连接组合框架时,要确保固定钉、连接器及连接杆的位置良好,并远离皮肤,以防压疮和对腹部造成压迫;组装好的框架应不妨碍其他区域的显露(如剖腹探查、腹股沟区域的血管造影)。

(六) 术后处理

1. 如固定钉没有渗出,可不用敷料包扎,如有渗出则纱布

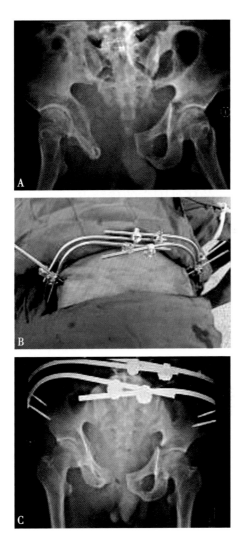

图 3-16 组装完成的骨盆前环外固定架

A. 术前骨盆前后位 X 线片示典型开书样骨盆损伤,耻骨联合分离较大,双侧骶髂关节脱位;B. 髂骨前上型外固定架固定术后;C. 外固定架固定术后骨盆前后位 X 线片可见耻骨联合间隙较术前变窄、双侧骶髂关节间隙缩小、开书样表现较前改善

包扎；

2. 定期清洁、消毒固定钉；

3. 定期检查固定钉、组合框连接的稳定性。

四、骨盆前环外固定的并发症

1. 钉道感染；

2. 固定针松动；

3. 复位丢失。

五、骨盆前环外固定的优缺点

1. 优点　操作相对快速、简单、可靠,可在急诊室局麻下操作使用。

2. 缺点　固定仅限于骨盆前环,对骨盆后环控制能力差,对前环过度的加压或撑开不利于后环的复位和稳定,甚至有学者认为对于 Tile C 型骨折(尤其是 C2、C3)不建议使用。另外,骨盆前环的外固定架可能会影响到进一步剖腹探查和后期的内固定。

第三节　C 形钳固定

C 形钳(C-Clamp)主要应用于骨盆后环,直接对骨盆后方脱位的骶髂关节或骶骨骨折施加压力而迅速复位并稳定骨盆环,控制骨盆容积。其对骨盆后环固定效果确切,且操作相对简便、迅速,可在急诊室使用。

一、C 形钳的组成

C 形钳主要构件,包括 1 根横杆、套接于横杆的 2 根侧方支柱(臂)以及固定针,侧方支柱能在横杆上平行滑动,可根据骨盆宽度调整其间距进行固定(图 3-17)。

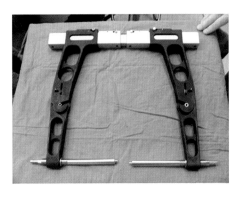

图 3-17 C 形钳

二、C 形钳的适应证及禁忌证

主要适用于严重的不稳定性骨盆后环损伤,特别是骶髂关节骨折脱位、骶骨骨折。但对于髂骨后方粉碎骨折,以及骶骨骨折伴有神经损伤,因其有加重骨折、加重神经损伤的风险,应慎用。

三、C 形钳操作步骤及注意事项

1. 体位 患者取仰卧位。

2. 麻醉方法 局部麻醉。

3. 确定进钉点 经过髂前上棘的垂线与股骨纵轴线延长线的交点(图 3-18A)。

4. 植入固定针 在骨盆两侧确定的进钉点处用尖刀开一小口,将固定针刺入,向前推向髂骨外板,朝向骶骨翼或 S_1 骶骨体锤入髂骨约 1cm,并保证侧臂在固定针上可自由滑动。拧紧两侧螺纹管向骨盆后环加压并牢固固定。在加压前,如存在有垂直移位,可牵伸下肢将骨折复位(图 3-18B)。

5. C 形钳安装完毕后,可进行其他诊断和治疗。若行腹部手术,可以螺纹针为轴,旋转交叉中杆至股前方,如需大腿处手术,则可将交叉杆向头端旋转,使其置于腹部(图 3-18C)。

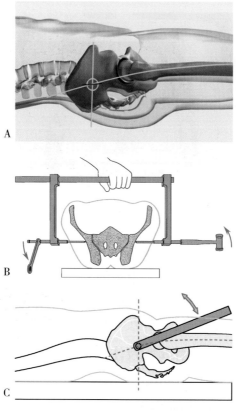

图 3-18　C 形钳操作步骤
A. 进钉点；B. 安装；C. C 形钳可旋转活动

　　操作时要注意进钉位置,以免位置不当造成骨盆穿孔、骨折移位加大、臀上血管、神经损伤等并发症,在术中、术后要及时观察血压、排尿、下肢运动等情况。

四、术后处理

　　1. 如固定钉没有渗出,可不用敷料包扎,如有渗出则纱布包扎；

2. 定期清洁、消毒固定钉；

3. 定期检查固定钉、组合框连接的稳定性。

五、C 形钳的优缺点

1. 优点 操作快速、简单，相对骨盆前环外固定，对后环固定可靠，而且可绕固定轴向下或向上旋转，便于显露腹部或股部。

2. 缺点 操作损伤重要结构风险大，固定针孔护理难度大，发生钉道感染概率大，仅可作为急救临时应用，不能作为后期的确定性治疗方法，不能长期使用。

参考文献

1. Stover MD，Summers HD，Ghanayem AJ，et al. Three-dimensional analysis of pelvic volume in an unstable pelvic fracture. J Trauma，2006，61（4）：905-908

2. Krieg JC，Mohr M，Ellis TJ，et al. Emergent stabilization of pelvic ring injuries by controlled circumferential compression：a clinical trial. J Trauma，2005，59（3）：659-664

3. Bottlang M，Simpson T，Sigg J，et al. Noninvasive reduction of open-book pelvic fractures by circumferential compression. J Orthop Trauma，2002，16（6）：367-373

4. Sadri H，Nguyen-Tang T，Stern R，et al. Control of severe hemorrhage using C-clamp and arterial embolization in hemodynamically unstable patients with pelvic ring disruption. Arch Orthop Trauma Surg，2005，125（7）：443-447

5. Romens P，Hessmann M. External fixation for the injured pelvic ring. in Tile M，Helfet D，Kellam J（eds）. Fractures of the Pelvis and Acetabulum，ed 3. Philadelphia：Lippincott Williams & Wilkins，2003，203-216

6. Gansslen A，Pohlemann T，Krettek C. Supraacetabulum external fixation for pelvic ring fractures. Eur Trauma，2006，5：489-499

7. 周东生主编 . 骨盆创伤学 . 济南：山东科学技术出版社，2009

8. Tonetti J. Management of recent unstable fractures of the pelvic ring. An update conference supported by the Club Bassin Cotyle.（Pelvis-Acetabulum Club）. Orthop Traumatol Surg Res，2013，99（1 Suppl）：77-86

9. Hak DJ, Smith WR, Suzuki T. Management of hemorrhage in life-threatening pelvic fracture. J Am Acad Orthop Surg, 2009, 17 (7): 447-457

10. Mullis BH. Techniques of Anterior Pelvic Fixation. AAOS Instructional Course Lectures, 2012, 61: 19-25

11. White CE, Hsu JR, Holcomb JB. Haemodynamically unstable pelvic fractures. Injury, 2009, 40 (10): 1023-1030

12. Gardner MJ, Parada S, Chip Routt ML Jr. Internal rotation and taping of the lower extremities for closed pelvic reduction. J Orthop Trauma, 2009, 23(5): 361-364

13. Gardner MJ, Nork SE. Stabilization of unstable pelvic fractures with supraacetabular compression external fixation. J Orthop Trauma, 2007, 21 (4): 269-273

14. Lidder S, Heidari N, Gänsslen A, et al. Radiological landmarks for the safe extra-capsular placement of supra-acetabular half pins for external fixation. Surg Radiol Anat, 2013, 35 (2): 131-135

15. Wang F, Song H, Zhao F, et al. Supra-acetabular external fixation for pelvic fractures: a digital anatomical study. Clin Anat, 2012, 25 (4): 503-508

16. Archdeacon MT, Arebi S, Le TT, et al. Orthogonal pin construct versus parallel uniplanar pin constructs for pelvic external fixation: a biomechanical assessment of stiffness and strength. J Orthop Trauma, 2009, 23 (2): 100-105

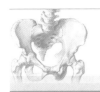

第四章

骨盆骨折大出血的急救

　　骨盆骨折约占全身骨折的 3%,往往由严重的外伤造成,随着交通事故和高空坠落伤增多,严重骨盆骨折的发生率明显提高,文献报道骨盆骨折死亡率可高达 7.9%~17%,而重度骨盆骨折,尤其是合并血管损伤大出血的患者,其死亡率可高达 25%~49%。

　　对于创伤骨科医生来说,骨盆骨折合并大出血导致血流动力学不稳定患者的早期处理仍是一项重大的挑战。因此,深入对骨盆骨折合并血管损伤的认识,准确评估骨盆骨折患者血流动力学稳定性和出血来源,早期采取各种治疗方式尽快有效控制骨盆骨折大出血,提高骨盆骨折大出血患者生存率,已成为创伤骨科研究的热点和难点。本章节将对骨盆骨折大出血的解剖基础、临床表现、诊断及各种处理方法进行叙述。

第一节　骨盆骨折大出血的
解剖基础及临床表现

一、骨盆骨折出血的主要来源及解剖基础

　　骨盆骨折大出血主要源自:①骨盆壁血管;②盆腔静脉丛;③盆腔内脏器;④骨折断端;⑤盆壁软组织。常见的损伤血管:

　　1. 髂内动脉　在骶髂关节处分出后,越过髂总或髂外静脉斜向内下进入小骨盆中,后方有同名静脉伴行,约在坐骨大孔上

缘开始分支。动脉主干直径右侧平均 4.6cm,左侧平均 4.4cm,起始处管径 7.9~8.1mm。

2. 臀上动脉　为髂内动脉后干的终支,平均直径 3.8mm,绕坐骨大切迹的锐角或直角弯向后上至臀部,立即分为浅、深 2 支(该处是骨折和医源性损伤最常见的部位)。浅支于臀大肌深面入该肌。深支分出短距离(2~5mm)后即分为上、下 2 支。上支供应臀小肌,下支供应臀中肌与臀小肌,手术时注意保护上述两分支,避免发生肌肉坏死。

3. 臀下动脉　发自髂内动脉,平均直径 3.4mm,出梨状肌下孔后,主要供应外旋肌群,该血管在暴露髋臼低位后柱骨折时,常与向后移位的髋臼后柱关系紧密,要注意保护。

4. 闭孔动脉　起自髂内动脉,沿骨盆侧壁闭孔内肌内面前行,在骨盆内发出髂支和耻骨支。

5. 冠状血管　由闭孔动静脉与髂外动静脉吻合构成(图 4-1)。据解剖学资料,此血管在人体中出现的概率为 10%~40%。

6. 静脉及静脉丛　盆腔静脉及静脉丛也是出血的常见部位,主要包括骶前静脉丛、阴部丛、膀胱静脉丛、子宫静脉丛、阴道静脉丛、直肠静脉丛。

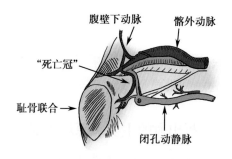

图 4-1　闭孔动静脉与髂外动静脉吻合构成所谓"死亡冠"

二、骨盆骨折出血的常见部位

1. 骨折断面出血　骨盆骨质系松质骨,骨折断面渗血较多。

2. 盆腔静脉丛破裂　盆腔静脉丛非常丰富,且内无瓣膜,外周无弹性致密组织保护,一旦破裂,出血量大,又难于自行止血,疏松的腹膜后间隙往往被大量失血(2~3L)充填后,才有可能压迫血管破裂口而减慢或终止出血。盆腔静脉丛与盆壁骨面非常贴近,尤其是后环区域,一旦骨折,很易撕破而出血。

3. 髂血管(尤其是动脉)破裂　主要以来自于髂内血管及其分支,其次是髂外血管即股动静脉破裂为主。髂血管系走行与盆腔密切贴近,当盆壁相应部分发生骨折时,骨折端有伤及血管的可能。但是,重物挤压、压砸所造成的骨盆骨折合并血管伤远少于交通事故及高处坠落伤。这种差异的原因在于当骨盆在初始外力作用下骨折后,如果外力仍在持续作用,像车轮碾轧、躯体滚动或移动,将使骨折端面错动、移位,使缺乏肌肉系统保护的髂血管发生牵拉、撕扯而断裂,造成猛烈出血。

4. 多发伤出血　骨盆骨折常为严重多发伤,失血来自多处损伤组织。

三、骨盆骨折大出血的临床表现及诊断

骨盆骨折大出血的全身表现是失血性休克,局部表现是腹膜后血肿的出现及增大。若合并有其他区域的损伤,将出现相应的表现,其中腹腔内出血和(或)腹膜炎最常见。如果患者处于低血容量性休克,在积极抢救的同时必须立即对出血源进行判断,分清是腹腔内出血还是腹膜后血肿。其常见的临床表现有以下方面:

(一) 休克

1. 血压的改变　收缩压<90mmHg(有低血压史者则<80mmHg);或脉压≤20mmHg;或高血压病患者,收缩压下降30%以上。

2. 脑、心、肾、皮肤等功能的失常　以下 3 条中必须具备 2 条或 3 条。①意识障碍;②脉细速,>100 次 / 分或不能触及;③尿量 <30ml/h,四肢湿冷,皮肤花纹,结膜苍白或发绀,毛细血管再充盈时间 >2 秒(胸骨部皮肤)。

3. 影像学表现　床边 X 线片示骨盆骨折,尤其是 Young-Burgess 分型 LC2、AP2、AP3 和 VS 型,常提示骨盆大量出血。

(二)腹腔内出血

1. 腹膜刺激征阳性　常弥漫全腹,移动性浊音(+)。

2. 腹腔穿刺阳性　一般在腹腔积血达 200ml 时即可获得阳性结果;积血达 500ml 时,可以很容易抽出不凝血。

3. 腹部 X 线片　可以出现移位征,胃泡右移(脾破裂);右膈升高(肝破裂);小肠浮至腹中央且肠间隙增宽,充气的左、右结肠与腹脂线分离。

4. 腹部 B 超　对诊断腹腔出血具有较大诊断价值,可显示肝肾间隙出现无回声带。

5. 腹腔灌洗　目前已不常用,当腹腔内出血达 25ml 时,流出的灌洗液就可呈现肉眼混浊态。当镜下红细胞计数 >100 × 10^9/L 时,即可判断为阳性。腹膜后血肿时也常常呈假阳性,若与 CT 结合应用可提高诊断准确率。

(三)腹膜后出血(血肿)

1. 症状　腰背部及下腹部痛,伴腹膜刺激征,以下腹部为明显。

2. 体征　腹部不对称性膨隆,下腹、侧腰部肿胀且可能进行性增大,有时延及会阴、阴囊、臀部。

3. 影像学表现　①骨盆 X 线片:腰大肌轮廓不清,有麻痹性肠胀气;②CT:腹膜后间隙增宽。

第二节　纱布填塞术

1926 年,Logothetopulos 首先提出盆腔填塞可以作为骨盆骨折出血的一种止血方法。20世纪70年代,盆腔填塞被用于剖腹探查止血后的腹腔内填塞止血,20世纪90年代以来,欧美学者开始将该技术应用于骨盆骨折的腹膜外填塞止血,取得了良好的止血效果。

盆腔填塞技术的应用,是在应用外固定支架或C形钳稳定骨盆进行骨盆容积控制的基础上,通过将纱布填塞至小骨盆内,从而减少骨盆的相对容积,使骨盆的自填塞作用得到进一步增强,且使骨盆骨折出血尤其是静脉出血得到有效控制。

一、作用机制及填塞类型

1. 作用机制　首先,填塞物直接压迫于出血的盆腔静脉丛,达到压迫止血的目的;其次,在骨盆环已经临时稳定的基础上,填塞物进一步减少骨盆容积,达到了骨盆容积控制的目的。再次,填塞压迫也可有效控制部分动脉出血,临时控制大动脉(如髂总、髂外动脉)的出血。

2. 填塞类型

(1) 直接填塞:即开放伤口的填塞止血,是指对骨盆骨折开放伤口的直接填塞,填塞物可直接压迫出血的血管及广泛渗血的组织,达到止血的目的。

(2) 盆腔填塞:在骨盆稳定(外固定架、C形钳或内固定)的基础上行盆腔填塞止血。其分为以下两种:①腹膜内填塞:该方法为将纱布直接填塞于腹腔内压迫止血;②腹膜外填塞:该方法为将纱布填塞于腹膜外进行压迫止血。

二、盆腔填塞的优点

该方法非常适合于病情凶险的大出血患者,简便快捷,尤其是对于早期无法判断出血源是静脉还是动脉的情况,具体优点如下:

1. 该方法操作难度低,适用于硬件条件差的基层医院。

2. 该方法不仅直接压迫静脉出血,对于控制动脉出血亦效果显著。

3. 可有效提高抢救成功率,减少血制品输注及改善生理参数。

4. 如出血量大,在该方法实行的同时,可一并行髂内动脉结扎,快捷、方便、有效。

三、盆腔填塞的适应证

该方法适合于骨盆骨折大出血的紧急应用,具体适应证如下:

1. 严重不稳定性骨盆骨折经短时间内输血输液(3~6小时内输血3000ml、输液3000ml),血流动力学仍不能维持稳定。

2. 经动脉造影栓塞止血后仍继续出血者。

3. 顽固性出血,不能鉴别判断出血为动脉还是静脉者。

4. 医疗条件受限,无法行血管造影栓塞者,可作为首选的应急止血手段。

5. 病情凶险时的紧急应用。

四、盆腔填塞的切口入路及位置

(一) 腹膜外填塞

1. 耻骨联合上切口(图 4-2) 为在耻骨联合上1cm左右的横向切口,不切开腹膜,将纱布填塞于腹膜外,主要作用为控制耻骨后出血(如冠状血管出血等)及双侧耻骨支骨折的出血。

2. 髂腹股沟切口(图 4-3) 该切口也不切开腹膜,将填塞物置于骶前、骶髂关节前方,主要适用于髂窝、骶前

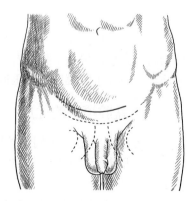

图 4-2　盆腔填塞的耻骨联合上切口示意图

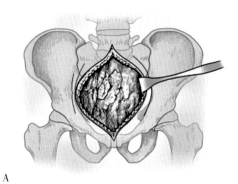

A

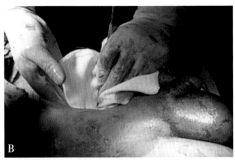

B

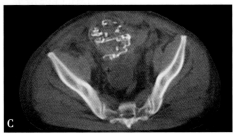

C

图 4-3 经腹直肌切口行骨盆填塞

A.经腹直肌切口行骨盆填塞示意图;B.腹直肌
切口行骨盆填塞操作图;C.骨盆填塞术后 CT
横断面可见填塞于盆腔内显影的纱布条

静脉丛及耻骨后的出血。

（二）腹膜内填塞

剖腹探查切口（腹直肌切口）。如患者并发腹内脏器破裂或需剖腹探查，则行剖腹探查切口（腹直肌切口），该切口切开腹膜，为脐下至耻骨联合，长度为8cm左右，适合与普外科医师联合进行探查处理腹部损伤，填塞的纱布填塞于腹腔内进行压迫止血。

五、盆腔填塞的操作步骤

1. 术前准备工作 在患者处于休克状态时，避免在填塞止血操作中出现血压偏低、心搏骤停，笔者建议最好先行暂时性腹主动脉阻断术，暂时性控制出血，因在骨盆骨折腹腔内大出血时，腹腔内出血量较大，腹压较高，当打开腹腔时，腹压骤降，患者往往出现血压骤降，重者可导致心搏骤停，因此，在填塞时一定要评估患者的生命风险。

2. 稳定骨盆环 分为两种方法：一种为骨盆外固定支架或C形钳稳定骨盆环，用C形臂机透视下复位骨盆环，效果满意后行盆腔纱布填塞；另一种为先行骨盆骨折内固定（尤其是前环损伤），再一并行盆腔纱布填塞。

3. 填塞术操作过程（以经耻骨上切口行填塞术为例） 在耻骨联合上1cm左右行横向切口入路，逐层分离止血，保持腹膜完整，分离两侧腹膜外间隙至两侧骶髂关节前方。使用拉钩先将膀胱拉向一侧，将填塞物置于骨性骨盆环与腹膜之间的腹膜外间隙，从该侧骶髂关节处开始填塞，一直填塞至耻骨后区。填塞物直接压迫髂内动脉分支与骶前静脉丛。在对侧的腹膜外间隙也同样进行填塞。不稳定骨盆骨折会使小骨盆的容积增大，从而需要更多的填塞物进行填塞。填塞直至出血控制，填塞完毕后，逐层关闭皮下组织与皮肤。

六、填塞物的选择及取出时间

1. 填塞物的选择 临床常用的填塞物有纱布与绷带两种。

（1）纱布：纱布一般带透视标记（如金属丝等），填塞前需进行打结连接；

（2）绷带：绷带也可作为填塞物的一种选择，因其具有连续性，取出时不易遗漏。

2. 填塞物的数量　需将出血部位局部盆腔内尽量填满，出血止住为宜。

3. 取出时间

（1）经腹直肌切口需将填塞物48~72小时后取出。

（2）耻骨上横向切口及髂腹股沟切口的填塞物，如果患者情况稳定，可在术后48小时内取出，如情况不稳定，可延长至术后5~7天取出。可一次性全部取出，也可逐日分次取出。

七、典型病例

患者女性，22岁。车祸伤。入院诊断为：①失血性休克；②开放性骨盆骨折伴阴道损伤（骨盆骨折 Tile B 型）；③会阴区撕脱伤；④右股骨内侧髁骨折；⑤右内踝骨折。入院后在急诊室先行液体复苏＋骨盆临时稳定，生命体征暂时基本稳定后，急症手术行骨盆骨折前环复位内固定＋盆腔填塞＋右大腿清创缝合术。术后患者血压趋于平稳，急救成功，并于术后4天将填塞物取出（图4-4）。

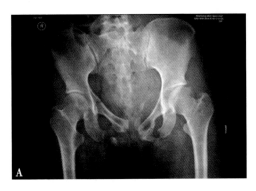

图 4-4　纱布填塞在骨盆骨折大出血急救中的应用
A. 患者开放性骨盆伴阴道损伤（骨盆骨折 Tile B 型）、失血性休克

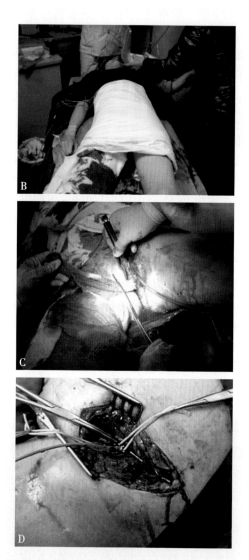

图 4-4(续)
B. 急诊室内急救复苏,床单捆绑临时稳定骨盆;C. 手术室内纱布
填塞阴道止血;D. 手术室内急症先行暂时性腹主动脉阻断术

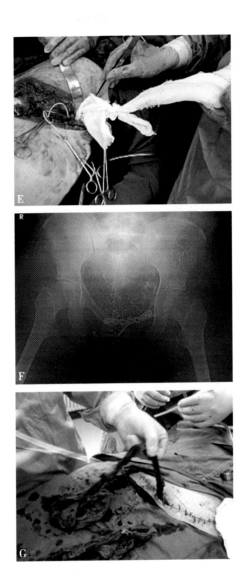

图 4-4(续)

E. 骨盆骨折内固定 + 纱布填塞止血;F. 术后患者 X 线片
可见盆腔内填塞的纱布金属影;G. 术后第 4 天将纱布取出

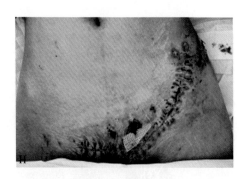

图 4-4(续)

H. 术后一个月,患者恢复良好

第三节　动脉造影栓塞术

1972 年,国外学者首次采用血管造影作为检查骨盆骨折大出血的方法。1973 年,Margolies 等报道对骨盆骨折后血流动力学不稳定的患者进行动脉造影以寻找出血动脉。随后,Urk 等尝试将动脉造影和栓塞术应用于 3 例骨盆骨折合并失血性休克的患者,取得了满意的止血效果。目前,对严重骨盆骨折伴大出血的患者行动脉造影,查到出血部位后立即行经导管动脉栓塞术被认为是诊断及治疗骨盆骨折出血的有效方法。近 30 年来,随着介入器械和操作水平的提高,以及对后续解剖学和影像学研究的开展,动脉造影栓塞治疗骨盆骨折大出血取得了较大的进展。

山东省立医院创伤骨科 2005~2014 年间,采用动脉造影栓塞术救治 22 例骨盆骨折出血患者,其中 18 例救治成功,3 例止血效果不确切而进一步采用填塞止血等开放手术止血抢救成功,1 例在前往介入科的转运途中因呼吸心搏骤停而死亡。根据国内外对该技术的报道以及我们的临床经验,本节重点介绍该技术在骨盆骨折大出血急救中的作用机制、适应证和优缺点等。

一、作用机制

骨盆动脉造影栓塞术治疗严重骨盆骨折大出血的机制为：首先行动脉造影探明出血的动脉,然后采用栓塞术直接阻断骨盆骨折的动脉出血来源(如髂内动脉的 5 个壁支及 5 个脏支的损伤出血等),其类似于外科血管结扎的作用,从而避免了需开放手术寻找出血来源及止血的创伤性止血方法。

二、适应证及时机选择

(一) 适应证

1. 盆腔内动脉出血;

2. 骨盆骨折中等量的出血;

3. 动态 CT 显示盆腔血肿逐渐增大;

4. 液体复苏后血流动力学仍不稳定,需间断输血才可使血压基本稳定者;

5. 年老体弱或合并内科疾病无法耐受开放手术者。

(二) 时机选择

根据国内外文献及我们的经验,伤后 3 小时以内是行动脉造影栓塞的最佳时机。

Agolini 等对骨盆骨折伴大出血患者行动脉造影栓塞治疗的影响因素进行分析,发现在伤后 3 小时内成功实施栓塞治疗可以显著提高患者的生存率,且发现患者的年龄、施行栓塞治疗的时间、早期血流动力学的稳定性是决定预后的重要因素。目前,众多骨科医师都认识到了骨盆骨折伴大出血的急救的重要性,甚至认为一旦在急诊室明确诊断,就须尽快行血管造影检查。因此,对于有明确适应证的患者,应争取在最短时间内行血管造影及栓塞治疗,切不可长时间观察以延误抢救时机。

三、优点

1. 微创　伴有大出血的严重骨盆骨折,开放手术时间长、风险大,动脉造影栓塞术不需要对患者进行开腹和全身麻醉,对患者的创伤和生理干扰小,术中术后安全性高,故术中和术后并发症少,降低了死亡的风险,减轻了患者的痛苦。

2. 准确定位出血点 对骨盆骨折出血患者,通过动脉造影可以清晰地显示盆腔内动脉主干或分支的出血部位,从而可有的放矢地进行止血。

3. 不破坏腹膜外的张力止血效应 如有其他脏器出血,可一并行血管造影与栓塞止血。

4. 减少全身并发症 对于骨盆骨折大出血,传统的治疗方法仅靠大量输血、输液纠正失血性休克,无法从根本上解决动脉出血,更易引起酸碱平衡紊乱,加重心、肺、肾等器官的负担,从而引起诸多并发症。Wong 等研究显示,对骨盆骨折输血率每小时增加 100ml,则死亡的危险性增加 62%。相比较之下,经动脉导管栓塞能通过快速、准确地栓塞出血动脉,使得动脉出血得到早期有效的控制,避免了休克的继续进展,并极大地减少患者所需的输血、输液量。通过造影栓塞止血,可一并治疗其他脏器如脾、肝等的出血,从而显著地提高患者的存活率。

四、缺点

动脉造影栓塞也存在一些不足之处,美国丹佛急救中心总结分析数字减影血管造影技术(digital subtraction angiography,DSA)及动脉栓塞术的临床应用,该中心 1998~2006 年共收治1290 例骨盆骨折,457 例血流动力学不稳定,其中 111 例符合血管栓塞标准。血管栓塞组死亡率为 21%,其急性死亡患者的死因主要为出血;而非血管栓塞组死亡率为 18%,无急性死亡患者。CT 所示的血肿并非动脉造影栓塞的适应证。该中心总结认为:血管栓塞仅适用于一小部分患者,尽管积极进行血管栓塞,仍然有部分患者死于出血。因此,由于该技术本身的一些特点及部分基层医院条件所限,该技术在严重骨盆骨折大出血中的应用仍受到一定的限制,主要原因包括:

1. 对静脉出血的止血效果差　造影栓塞对于常见的静脉丛出血和骨折端出血的控制效果并不能完全保证,因此有学者建议不能一开始就给予动脉栓塞。

2. 时效性差　该技术术前准备时间长,根据美国丹佛急救中心报道,术前准备约需 1 小时,而我国受制于医疗条件则需更长时间,因此在时效性上该技术不适合于开展骨盆骨折大出血的紧急抢救。

3. 对设备、技术等均要求较高,基层医院开展该技术的可行性较低。

4. 对血流动力学不稳定患者疗效不确切　总之,随着介入医学的发展和人们对介入医学认识的深入,如以上问题能够有效解决,骨盆骨折大出血的造影栓塞术进一步在基层医院得到普及,将有效提高严重骨盆骨折的急救成功率。

五、操作方法

1. 动脉造影　一般在局麻下进行,患者不合作时也可选择全麻。采用 Seldinger 技术,经皮股动脉穿刺置入 4F 动脉导管鞘,用 4F Cobra 或 RUC 导管选择性插至双侧髂内、外动脉,行 DSA 检查,观察髂内、外动脉及其分支的形态改变,注意有无对比剂外溢、假性动脉瘤等动脉出血征象(图 4-5A)。

2. 动脉栓塞　根据造影表现决定是否行栓塞,并选用合适的栓塞材料行靶动脉栓塞。临床上可供选择的栓塞材料,包括自体凝血块、吸收性明胶海绵和金属螺圈。

导管插入主动脉后,立即回抽 25ml 血液置于无菌烧杯中,典型的凝胶状凝血块在 15 分钟内形成。如果患者曾多次输血,可能无法形成凝血块,加入几滴凝血酶可以帮助凝血块迅速形成,但若再过 15 分钟凝血块仍未形成,则使用小片吸收性明胶海绵。同自体凝血块不同,吸收性明胶海绵可能会导致动脉的永久性闭塞,而且如果不慎将其放入正常的动脉将产生严重后果,而自体凝血块在非损伤血管中将于 12 小时内溶解。

经导管行出血动脉栓塞的理想方法是选择性导管插入术。组织梗死的发生率与动脉栓塞的选择性成反比,这一方法很大程度地减少了组织梗死。造影管前端到达预计位置后,将自体凝血块剪成直径 1cm 的小块(吸收性明胶海绵则直径 3mm),并在塑料注射器中与造影剂混匀,然后稍加压使其通过导管进入动脉。通过造影剂,须严密监控栓塞物的路径和栓塞效果,直至溢出停止,血管完全栓塞(图 4-5B)。需要注意:造影证实动脉出血的临床表现不一定与动脉造影显示的溢出量相符。因此,必须在确认所有的溢出点都被栓塞后治疗才完成。由于骨盆的侧支循环丰富,即使栓塞物进入正常血管,也很少造成不良后果。荧光检查法继续监测出血,自体凝血块和吸收性明胶海绵栓塞后的 5~10 天有血管再通再出血的可能。永久性不可吸收的金属螺圈可以避免这一问题,建议用于选择性栓塞。

自体凝血块和吸收性明胶海绵栓塞对罕见的髂内动脉破裂无效,栓塞物会从破裂口漏出。这种情况下使用组织黏合剂

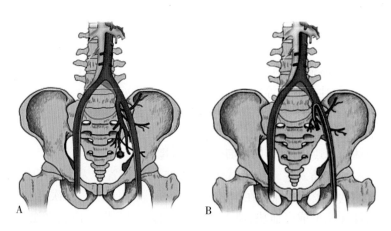

图 4-5

A.动脉造影示意图显示左侧髂内动脉的一个分支出现"冒烟"征,证明有动脉的活动性出血;B.示意图示注入明胶海绵等栓塞材料行髂内动脉栓塞,栓塞后再次造影检查示动脉出血征象消失

如2-异丁基氰基丙烯酸酯。动脉内支架已成功用于控制较大动脉的损伤。大的静脉破裂也不能栓塞,因为栓塞物会随血流进入肺部。

3. 操作中注意事项　①充分评估确定患者在造影期间无心搏骤停的风险;②对于出血量大、生命体征不稳定者须慎重并严密观察病情;③栓塞后注意再次出血;④穿刺部位须及时压迫;⑤术前须将设备和技术等完全准备良好。

六、典型病例

患者男性,75岁。骑跨伤致骶骨骨折、右侧耻骨骨折、失血性休克,外观可见臀部淤血。入院后CT显示有盆腔血肿;立即给予红细胞2U,血浆400ml,液体3000ml,血压基本平稳,但再次行盆腔CT显示盆腔血肿较前有所增大,遂行动脉造影栓塞,介入科造影显示髂内动脉分支损伤,给予选择性动脉栓塞术,栓塞后造影图像显示出血血管已完全栓塞,出血得到有效控制,抢救成功(图4-6)。

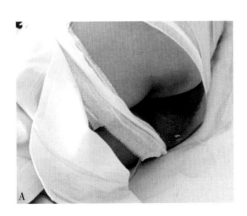

图4-6　动脉造影栓塞在骨盆骨折出血急救中的应用
A.患者,男,75岁。骑跨伤致骶骨骨折、右侧耻骨骨折、失血性休克,外观可见臀部淤血

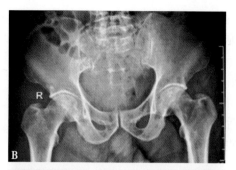

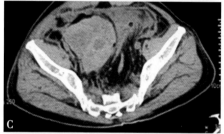

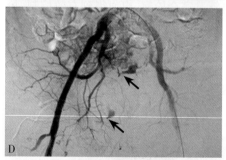

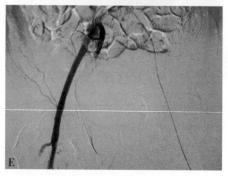

图 4-6(续)

B. 入院时 X 线片;C. 给予输红细胞 2U,血浆 400ml,液体 3000ml,血压基本平稳,CT 显示腹部血肿较前增大;D. 实行动脉造影显示髂内动脉损伤,给予介入动脉栓塞术;E. 栓塞后造影显示出血动脉已栓塞,出血得到有效控制

第四节　髂内动脉结扎术

髂内动脉结扎对骨盆骨折大出血是一种有效的止血手段，因为将髂内动脉结扎后其远端的动脉搏动消失，局部动脉压显著下降，使破裂的血管血流量减少，从而达到控制出血的目的，而且盆腔血管的侧支循环丰富，髂内动脉结扎后不影响盆腔脏器的血供，单侧结扎后可由对侧供血，双侧结扎后则依赖丰富的侧支循环供血。因此，可行一侧或双侧髂内动脉结扎术，大量的临床实践表明，行双侧髂内动脉结扎后未见循环障碍。

一、适应证

1. 剖腹探查时可一并进行髂内动脉结扎；

2. 出血量较大，休克一直不能纠正，经填塞后可同时行髂内动脉结扎；

3. 难以明确知名血管出血者。

二、优点

1. 对器械设备要求低，操作简单，适合基层医院开展；

2. 损伤小，手术时间短，只要熟悉解剖关系即可短时间内操作完成。

三、操作方法

全身麻醉，平卧位。采用剖腹探查正中切口，经腹直肌间达盆腔，用纱布垫充填盆腔，控制出血，从骶髂关节水平的盆腔两侧边缘处切开后腹膜，向上分离翻转腹膜，找到髂总动脉，确认分清髂内外动脉，分离双侧髂内动脉，从髂总动脉发出 1cm 处用 7 号丝线结扎髂内动脉两道，勿离断，然后严密褥式缝合关闭后腹膜。

四、注意事项

1. 在结扎前一定要辨识清楚髂内动脉与髂外动脉,并在结扎前后触摸足背动脉搏动,以防止误结扎髂外动脉;

2. 注意勿损伤髂内静脉(在寻找髂内动脉时,要将髂内静脉分离出来);

3. 只需将髂内动脉进行结扎(双 10 号线),不需要切断;

4. 注意保护好输尿管。

五、典型病例

患者男性,36 岁。压砸伤致开放性骨盆骨折、失血性休克及腹部损伤;入院后给予输红细胞 10U,血浆 1000ml,液体 4000ml,血压仍不稳定。立即手术行剖腹探查乙状结肠造瘘术、暂时性腹主动脉阻断及髂内动脉结扎,外固定架固定骨盆,出血得到有效控制,抢救成功(图 4-7)。

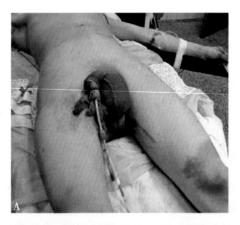

图 4-7　髂内动脉结扎在骨盆骨折大出血急救中的应用

A. 患者入院时外观照片

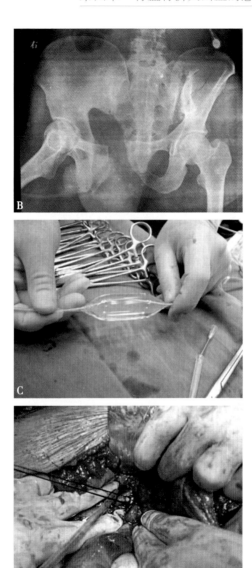

图 4-7(续)

B. 术前骨盆正位 X 线片;C. 术中行暂时性腹主动脉阻断术;
D. 术中行髂内动脉结扎术

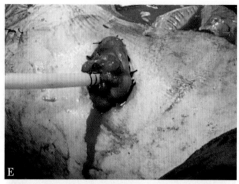

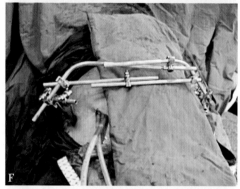

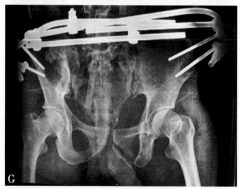

图 4-7(续)

E.腹部损伤行乙状结肠造瘘术;F.外固定架复位固定骨盆;
G.术后骨盆正位 X 线片

第五节 暂时性腹主动脉阻断术

暂时性腹主动脉阻断术主要应用于骨盆骨折出血难以控制时的暂时性应急止血。尤其适用于腹部大量出血,准备行剖腹探查、纱布填塞、血管结扎时。注意预防因患者本身处于失血性休克状态,当打开腹腔后,腹内压骤降,可导致血压骤降甚至心搏骤停。在诊断出知名血管破裂(如股动脉)时,行腹主动脉阻断后可减少在操作中的出血,迅速完成手术。

该方法(图 4-8)是指将导管经股动脉插入腹主动脉,并在肾动脉水平以下用球囊将其阻断,其机制是在此水平阻断腹主动脉,能够阻止循环血量的继续流失,维持有效循环血量和保证重要组织器官的血流灌注,为抢救生命争取时间。并且在阻断水平以下的供血范围内,没有对缺血较为敏感的器官,止血效果显著。

一、适应证

只能作为应急辅助措施,暂时性阻断腹主动脉。主要适应

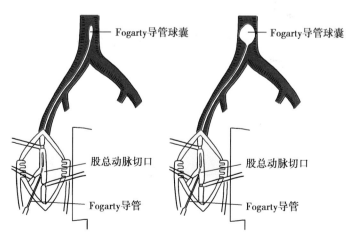

图 4-8 暂时性腹主动脉阻断术示意图

证为：

1. 病情紧急需剖腹探查,暂时性阻断腹主动脉可预防腹压骤降大出血；

2. 经输血 3000ml 以上,3~6 小时生命体征仍不稳定,休克不能纠正者；

3. 顽固性出血者；

4. 预防性应用　复杂的陈旧性骨盆骨折和骨盆骨折经 CTA 证实有血管损伤时。

二、操作步骤

操作步骤详见图 4-9。

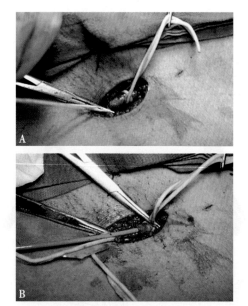

图 4-9　暂时性腹主动脉阻断术中操作图

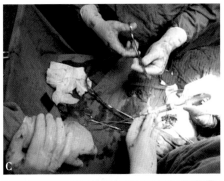

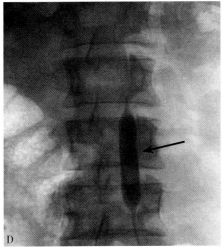

图 4-9(续)

1. 股动脉插管

(1) 显露股动脉,腹股沟韧带以远 2cm 处行 1~2cm 纵向小切口,钝性分离显露股动脉,股动脉放两根阻断带备用,置两根牵引线;

(2) 置入球囊导管,纵向切开股动脉前壁,插入球囊导管,自股动脉插管处深约 20cm；对置管深度缺乏经验者可以于球囊内打入 2ml 造影剂，C 形臂 X 线机透视确定球囊位于肾动脉以下，腹主动脉分叉以上水平；

（3）阻断腹主动脉，球囊充生理盐水 8~10ml，观察股动脉搏动或远侧肢端血运，确定腹主动脉血流阻断完全。

2. 探查止血　阻断成功后，剖腹探查，清除盆腔血肿，对盆腔内、腹膜后不知名血管的活动性出血点进行广泛止血，结扎单侧或双侧髂内动脉。

三、注意事项

1. 阻断时间　国内外资料认为 60 分钟以内为安全时限，我们的经验是可控制在 60~90 分钟以内。

2. 可以间歇性阻断开放球囊，以便在患者出血严重时，有充分的时间进行止血，同时观察止血效果，这与四肢止血带方法的原理类似。

3. 术前预留置管　预留置管对下肢的血供不会产生影响（因为导管直径较细），手术中出现大出血时可及时阻断。

4. 插管时不能强行置管，因髂内、外动脉变异、受压迂曲或老年人动脉硬化等原因，此时若强行插管可能导致动脉破裂，引起大出血。

第六节　髂外、臀上血管及冠状血管损伤的处理

骨盆骨折常合并的知名血管损伤为臀上、髂外动脉损伤以及冠状血管损伤，血管损伤的治疗目的，首先是通过及时止血，纠正休克，挽救伤员的生命；同时力争恢复肢体血液循环，完善处理好血管伤及其合并伤，以保全肢体，减少致残率。

一、髂外血管损伤的处理

髂总和髂外动脉破裂必须手术处理,不论完全或大部分断裂,或挫伤后栓塞,均以切除损伤部分,进行对端吻合效果最好。如缺损过大,不能做对端吻合时,可采用自体大隐静脉移植或人工血管修复,如损伤不超过周径的 1/2,可做局部缝合。对于髂外静脉,条件允许时,应在修复动脉的同时予以修复,以免血液回流不足,肢体肿胀,肌肉坏死而最终导致截肢。

典型病例见图 4-10。

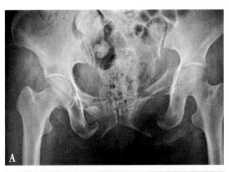

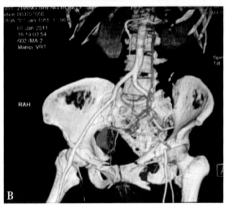

图 4-10　骨盆骨折合并髂外动脉损伤的处理
A.骨盆骨折术前 X 线片;B.CTA 示左侧髂外动脉断裂

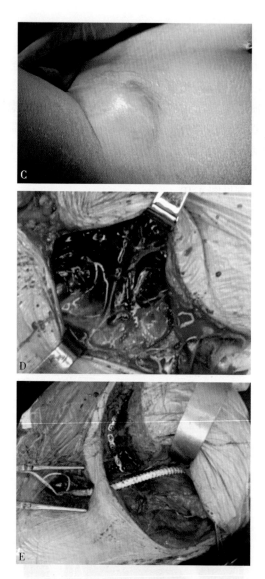

图 4-10(续)

C. 外观可见腹股沟处血肿; D. 术中探查见髂外动脉断裂;
E. 术中行骨折内固定及人工血管修复断裂的髂外动脉

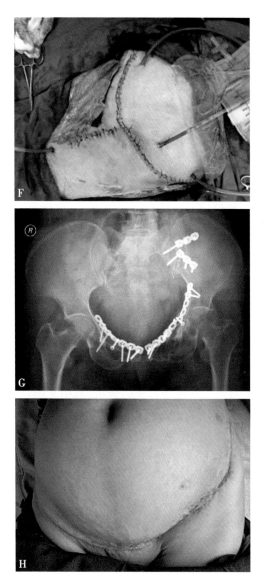

图 4-10(续)
F. 术后外观照片；G. 术后 X 线片；H. 术后一年复查，恢复良好

二、臀上血管损伤的处理

骨盆骨折合并臀上动脉损伤,该血管断裂后往往回缩向盆腔内,并且臀部血管来源较多,血管之间有着广泛的交通,直接经伤口清创止血非常困难,并且创伤大、出血多,往往不能彻底止血。具体处理如下:

1. 对于高度怀疑臀上动脉损伤者,在条件允许的条件下,应行选择性动脉造影。

2. 对诊断明确者,需俯卧位,经腹膜外显露髂内动脉直至闭孔处,在此将髂内动脉的壁支予以缝扎,而保留脏支,因为壁支的延伸就是臀上、臀下动脉。

三、冠状血管损伤的处理

冠状血管(死亡冠)行经耻骨支或髂耻隆起表面,几乎垂直下行于髋臼窝壁或耻骨上支后面,经闭膜管出盆腔,闭孔筋膜的固定使死亡冠血管移动度小,髋臼前柱、前壁或骨盆前环耻骨支骨折移位可造成死亡冠血管直接或牵拉损伤,其血管断端回缩至盆腔或闭膜管导致止血异常困难,可造成危及生命的大出血。

Klein 等报道 429 例骨盆髋臼骨折,其中 8 例合并腹壁下动脉耻骨支损伤,因而对血流动力学不稳定的骨盆前环或髋臼骨折患者,应考虑存在死亡冠血管损伤的可能。

目前,国内外学者认为死亡冠血管并不像其名字一样恐怖,临床医师没有必要因担心死亡冠血管损伤大出血而导致死亡,对于已暴露的死亡冠血管或异常起源的闭孔动静脉,术中仔细结扎处理即可。

参考文献

1. Wolinsky PR. Assessment and management of pelvic fracture in the hemodynamically unstable patient. Orthop Clin North Am, 1997, 28(3):321-329

2. Grotz MR, Allami MK, Harwood P, et al. Open pelvic fractures: epidemiology, current concepts of management and outcome. Injury, 2005, 36 (1): 1-13

3. Ertel W, Keel M, Eid K, et al. Control of severe hemorrhage using C-clamp and pelvic packing in multiply injured patients with pelvic ring disruption. J Orthop Trauma, 2001, 15 (7): 468-477

4. Giannoudis PV. Surgical priorities in damage control in polytrauma. J Bone Joint Surg Br, 2003, 85 (4): 478-483

5. Li Q, Dong J, Yang Y, et al. Retroperitoneal packing or angioembolization for haemorrhage control of pelvic fractures—Quasi-randomized clinical trial of 56 haemodynamically unstable patients with Injury Severity Score≥33. Injury, 2016, 47 (2): 395-401

6. 王满宜. 骨盆骨折治疗的研究现状. 中华创伤杂志, 2008, 24 (3): 161-165

7. 周东生主编. 骨盆创伤学. 济南: 山东科学技术出版社, 2009

8. 张奎, 高劲谋, 黄世龙. 髂内动脉结扎治疗合并腹腔脏器损伤的骨盆骨折大出血. 中华创伤骨科杂志, 2002, 4 (4): 272-277

9. 李庆虎, 周东生, 杨永良, 等. 比较纱布填塞术与造影栓塞术治疗骨盆骨折大出血的效能. 中华骨科杂志, 2014, 34 (4): 425-430

10. 杨永良, 周东生, 王鲁博, 等. 纱布填塞术治疗骨盆骨折大出血. 中华创伤杂志, 2015, 31 (6): 521-525

第五章

开放性骨盆骨折及合并伤的急救与处理

开放性骨盆骨折又称为致命性骨盆骨折,是指与外界相通(包括与直肠、尿道或阴道相通)的骨盆骨折,约占所有骨盆骨折的 2%~4%,高能量损伤居多,致伤机制复杂,常常有合并伤存在,易引发多种并发症。文献报道由于早期的失血性休克与后期发生感染导致脓毒症而死亡的患者可达 30%~50%。山东省立医院创伤骨科收治 48 例开放性骨盆骨折的死亡率为 14.6%。

开放性骨盆骨折死亡原因包括:早期难以控制的大出血;合并伤(多且严重);脓毒血症;大面积皮肤撕脱难以覆盖;后期盆腔内化脓性感染。开放性骨盆骨折的诊治对临床创伤骨科医师来说非常棘手,如何提高开放性骨盆骨折的生存率以及减少并发症的发生,仍然是创伤骨科医师面临的巨大挑战。本章节将对开放性骨盆骨折的临床分型、各型的临床表现、诊断、治疗以及合并伤的诊治进行叙述。

第一节 开放性骨盆骨折的分类

一、Hanson 分类法

1991 年,Hanson 等将闭合骨盆骨折的分类法与长骨开放骨折伤口的分类法结合起来,提出开放性骨盆骨折的分类法,共分为四型：

1. Ⅰ型 单纯髂骨或骶骨开放骨折。

2. Ⅱ型 骨盆穿透性损伤(包括枪弹伤)。

3. Ⅲ型 开放性骨盆骨折——会阴撕裂伤。这是最常见、最典型的损伤类型。分为两个亚型：①单纯性开放骨盆骨折：除骨盆开放骨折外，会阴部有大小、深浅不一的撕裂伤，但不波及泌尿生殖道及肛门直肠；②复杂性开放骨盆骨折：会阴撕裂伤波及泌尿生殖道及肛门直肠。会阴部伤口所遭受的污染程度较为严重，感染发生的概率也较高。

4. Ⅳ型 创伤性半骨盆离断。这是最为严重的一种类型。由于一侧的髋骨从骶骨和耻骨联合广泛地分离，腹股沟区软组织大范围地撕裂，一侧髂外血管撕断，股神经及坐骨神经严重牵拉伤，患肢失去血供及神经支配，常伴有直肠肛门及泌尿生殖道的损伤，所以在解剖上和功能上已构成创伤性截肢。立即半骨盆截除术并正确处理其他损伤是治疗的主要手段。

二、Jones-Powell 分类法

1997 年 Jones 和 Powell 联合提出了 Jones-Powell 开放性骨盆骨折分型：

Ⅰ级 骨盆环稳定的开放性骨折。

Ⅱ级 损伤导致骨盆环旋转或纵向不稳定，但不伴有可导致污染的直肠或者会阴损伤。

Ⅲ级 损伤导致骨盆环旋转或纵向不稳定，且伴有可导致污染的直肠或者会阴损伤。

三、山东省立医院提出的分类法

笔者所在的山东省立医院创伤骨科于 2008 年以来，在总结了收治的开放性骨盆骨折 100 余例的基础上，因交通等致伤因素的变化，以上分类不能完全满足临床救治的需要，因此提出一种新的开放性骨盆骨折的分类方法：

Ⅰ级　单纯开放性骨盆骨折,包括贯通伤。

Ⅱ级　骨折端与阴道、尿道、直肠等腔道相通,无会阴部撕裂伤。

Ⅲ级　骨折端与阴道、尿道、直肠等腔道相通,伴有会阴部撕裂伤。

Ⅳ级　创伤性半骨盆离断或碾挫毁损伤。这是开放性骨盆骨折中最为严重的一种类型,分为两个亚型:①半骨盆完全离断:半侧骨盆与躯干完全分离,该型的救治以保命为主要目的,注意腹腔脏器的包裹;②半骨盆不完全离断:半侧骨盆与躯干不完全分离,虽然有部分组织相连,但一侧的髋骨从骶骨和耻骨联合广泛地分离,可能伴有髂外血管撕断,股神经及坐骨神经严重牵拉,该型损伤的治疗重点是尽快明确患侧下肢的血运和肢体活性,如无活性,应立即行半骨盆离断术。

本分类方法重点提示骨盆贯通伤的诊断,因该类型中骨盆骨折可能较轻,但是不能忽视伴发的内脏器官组织的损伤;对于与阴道、尿道、直肠等腔道相通的开放性骨盆骨折,明确是否合并会阴撕裂伤,对于临床救治具有重要的指导意义。本方法简便实用,便于指导临床抢救治疗。

第二节　各级开放性骨盆骨折的急救处理原则

一、直接开放与贯通伤(Ⅰ级开放性骨盆骨折)的急救处理原则

(一)直接开放性骨盆骨折

1. 简单迅速及全面地评估,积极进行抢救复苏患者,维持血流动力学稳定。

2. 彻底清创,探查血管神经是否损伤,修复血管及神经等软组织损伤。

3. 根据软组织损伤的程度,决定骨盆骨折的固定方式。

(二) 伴有贯通伤的开放性骨盆骨折

1. 简单迅速及全面地评估,积极进行抢救复苏。

2. 对贯通的伤道彻底探查清楚(剖腹探查或盆腔探查术等,不留死通道)。

3. 根据贯通伤及骨盆骨折损伤的严重程度,决定骨盆骨折的治疗方式。

二、Ⅱ~Ⅲ级开放性骨盆骨折的急救处理原则

(一) 合并泌尿系损伤

1. 简单迅速及全面地评估,积极进行抢救复苏。

2. 及时准确鉴别出泌尿系损伤的部位(后尿道损伤或膀胱损伤),请泌尿外科协助治疗。

3. 合并后尿道损伤的治疗建议一期行尿道会师加牵引术。

4. 合并膀胱破裂,应实施膀胱修补造瘘术。

(二) 合并阴道损伤

1. 简单迅速及全面地评估,积极进行抢救复苏。

2. 如有骨盆前环骨折,必须考虑阴道损伤的可能。

3. 如怀疑或诊断清楚,及时请妇产科协助诊治。

4. 避免漏诊。

(三) 合并直肠损伤

1. 简单迅速及全面地评估,积极进行抢救复苏。

2. 合并会阴部撕裂伤者,简单压迫止血后,请普外科医师会诊。

3. 未合并会阴部撕裂伤者,须直肠指诊辨别是否损伤。

4. 造瘘是直肠损伤的处理方法之一(会阴部撕裂伤者,造瘘越早越好)。

5. 对会阴部损伤进行彻底清创,纱布填塞止血。

6. 骨盆骨折应以外固定架固定为主,稳定骨盆环。

三、Ⅳ级开放性骨盆骨折的急救处理原则

1. 早期以抢救生命为主。

2. 对于血流动力学不稳定的患者,可行暂时性腹主动脉阻断术。

3. 对于完全离断的患者,除复苏抢救生命前提下,及时保护腹腔脏器。

4. 对于不完全离断的患者,及时快速判断下肢的血运和肢体活性,一旦确诊,立即截肢。

5. 必要时采用外固定架迅速稳定骨盆骨折。

第三节　直接开放与贯通伤（Ⅰ级开放性骨盆骨折）的急救处理

一、直接开放性骨盆骨折

(一) 病例特点

1. 该类开放性骨折软组织损伤较重(图 5-1A),常常伴有血管神经损伤(图 5-1C)。

2. 骨盆骨折损伤一般不严重(图 5-1B)。常见为髂骨开放性骨折,其次是骶骨开放性骨折。

3. 由于骨折断端贯穿直肠的发生率很高,故移位的骶骨骨折要常规进行直肠检查。

(二) 临床表现

1. 盆部开放性伤口　为直接暴力损伤,有的可见骨折端外露。

2. 血管神经损伤　注意检查是否伴有盆腔及股血管、神经的损伤。

3. 尿道、直肠损伤　对于骑跨伤的患者,注意检查膀胱尿道是否损伤;对于骶骨开放性骨折,常规进行直肠检查,判断直肠是否损伤。

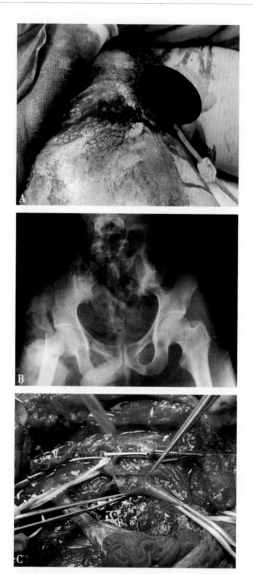

图 5-1 直接开放性骨盆骨折

A. 患者因高处坠落伤入院,入院时情况;B. 骨盆正位片示骨盆骨折 A1 型;C. 术中探查见右侧股动脉栓塞,术中切开取栓

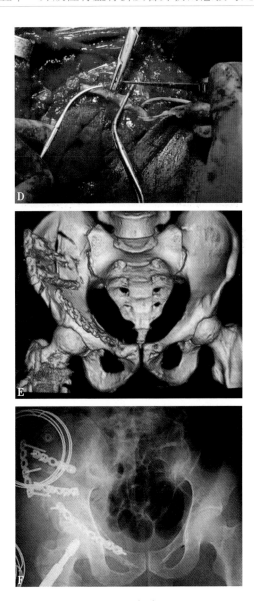

图 5-1(续)
D.术中将股动脉修复后所见;E~F.术后 x 线片及 CT 可见骨
盆骨折内固定良好

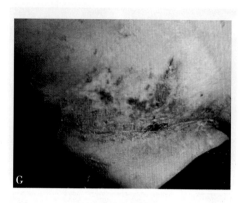

图 5-1(续)

G.术后伤口愈合

(三)诊断

根据病史、体征及影像学检查,诊断容易,但是要重视是否伴有血管神经损伤,或尿道直肠损伤。

(四)急救处理

1. 患者入院后,应进行简单迅速及全面地评估,积极进行抢救复苏休克患者,维持血流动力学稳定。

2. 骨盆开放性伤口应用纱布填塞,骨盆骨折采用束缚带或床单进行临时固定,行骨盆容积控制。

3. 对于骨盆开放伤口,应彻底清创,探查血管神经是否损伤,损伤的血管神经应进行修复。

4. 对于皮肤撕脱伤的患者应彻底清创后力求一期封闭创面,骨盆骨折采用内固定治疗;对于不能一期封闭的,可采用VSD 覆盖创面,骨盆骨折采用外固定治疗。

(五)典型病例

某男,高处坠落伤致开放性骨盆骨折(骨盆骨折 AO 分型A1 型)、右髂骨部可见开放性伤口,右侧股动脉搏动扣及不清。急诊手术探查清创,发现股动脉栓塞,取出血栓,缝合修复股动脉,骨盆骨折予以内固定(图 5-1)。

二、贯通伤所致的骨盆骨折

(一) 病例特点

1. 该类损伤常常为锐器伤(如钢筋等)、枪弹伤所致,部分患者入院时锐器异物并未去除。

2. 该类损伤骨盆骨折的程度可能不严重(见图 5-2A)。

3. 治疗非常棘手,应将贯通伤的伤道完全探查清楚,辨别是否有内脏器官的损伤。

(二) 临床表现

1. 盆部开放性伤口 有时贯通伤伤口可为一个(部分贯通),通常为两个(完全贯通)。

2. 内脏器官的损伤 注意检查是否伴有盆腔或腹腔内脏器官的损伤。

(三) 诊断

根据患者是否存在贯通伤口以及影像学检查,诊断较易,但是要重视是否伴有内脏器官的损伤。

(四) 急救处理

1. 患者入院后,应进行简单迅速及全面地评估,及时抢救复苏,维持血流动力学稳定。

2. 如刺入的锐器尚未去除,不能贸然拔出。术前要通过影像学评估,明确损伤的通道及可能受损的组织器官,在麻醉下,通过贯通伤的伤道逐步探查清楚后才能除去锐器异物,辨别合并内脏器官损伤的情况。

3. 对于软组织损伤较严重的患者,应根据损伤的程度进行剖腹探查或盆腔探查术,如有神经血管或内脏器官的损伤,应及时进行修复。

4. 根据软组织损伤程度及骨盆骨折的严重程度,决定其治疗方式(保守治疗、外固定或内固定)。

(五) 典型病例

某男,锐器穿刺伤致开放性骨盆骨折(骨盆骨折 AO 分型

A1型)、右股内侧及骶后部可见贯通伤伤口,急诊手术前后入路
联合进行彻底探查伤道,清创后关闭伤口,骨盆骨折未行固定
(图5-2)。

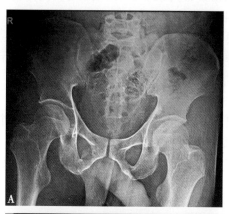

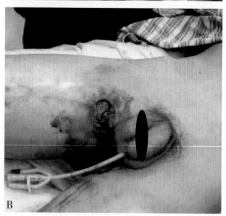

图5-2　贯通伤所致骨盆骨折
A.骨盆正位片示骨盆骨折A1型;B.右股内
侧可见贯通伤的入口

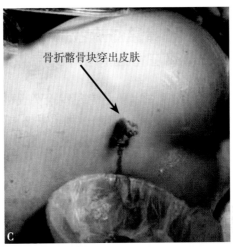

骨折髂骨块穿出皮肤

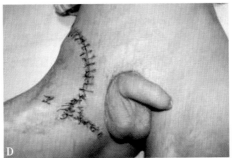

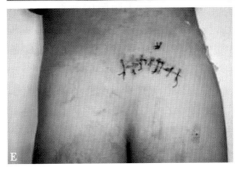

图 5-2(续)

C. 右骶后部可见贯通伤的出口;D~E. 前后探查手术切口,骨盆骨折未行固定

第四节 开放性骨盆骨折合并膀胱尿道损伤 (Ⅱ、Ⅲ级开放性骨盆骨折)的急救处理

膀胱及尿道损伤是骨盆骨折常见的合并伤,在骨盆骨折中,膀胱和尿道损伤的发生率为13%。尿道损伤常见于男性(通常为尿道膜部损伤);而女性患者中,膀胱损伤更常见。

一、膀胱损伤

(一)病例特点及损伤分类

1. 病例特点

(1)膀胱空虚时完全位于骨盆腔内,在充盈时其顶部高于耻骨联合,此时受到暴力作用,膀胱易受创伤。

(2)骨盆骨折时耻骨联合分离及耻骨支骨折的间接暴力可引起膀胱损伤,骨折的断端也可直接刺伤膀胱。

2. 分类

(1)膀胱挫伤:膀胱壁未破裂,仅伤及膀胱黏膜或肌层,无尿液外渗,但可发生血尿。

(2)膀胱破裂:膀胱全层破裂,有尿液外渗,根据损伤部位、机制及与腹膜关系,可分为:①腹膜内破裂:膀胱壁破裂与腹腔相通,大量膀胱尿液溢入腹腔,引起腹膜炎。多见于膀胱后壁和顶部损伤;②腹膜外破裂:膀胱壁破裂,但腹膜完整。尿液外渗到膀胱周围组织及耻骨后间隙,蔓延到肾区。骨盆骨折合并伤中此型多见,破裂口均在无腹膜覆盖的前壁或颈部;③混合型破裂:腹膜内外破裂同时存在,大多有其他脏器的合并伤。

(二)临床表现

1. 膀胱挫伤 仅有少量终末血尿,并在短期内自行消失。

2. 膀胱破裂

(1)排尿障碍和血尿:膀胱破裂后,尿外渗到膀胱周围或腹腔内,患者有尿意,但无尿液排出或仅排出少量血性尿液。

（2）局部肿胀和瘀斑：尿液外渗至膀胱周围和耻骨后间隙可导致局部肿胀和皮肤瘀斑,直肠指诊可触及直肠前壁饱满感或液性肿胀感。

（3）尿瘘：膀胱损伤如与直肠、阴道相通,则可经肛门、阴道排出血性尿液。

（三）诊断

1. 病史和体检　骨盆部受暴力损伤后,出现排尿困难和血尿,体检发现局部肿胀和瘀斑。

2. 导尿试验　导尿管能顺利插入膀胱,但无尿液流出或仅流出少许血尿。

3. 膀胱造影　膀胱造影检查确诊率可达85%~100%,是诊断膀胱破裂的可靠方法。X线显示膀胱造影后造影剂流入膀胱周围间隙或腹腔内。如应用空气造影,X线显示膈下游离气体。

4. 注水试验　经导尿管向膀胱注入200ml生理盐水,如回抽的量明显少于或多于注入的量,即为注水试验阳性。在急救阶段,膀胱注水试验是诊断膀胱破裂较为简易且价值较高的方法。

（四）急救处理

1. 患者入院后,应进行简单迅速及全面地评估,及时地抢救复苏;

2. 根据膀胱损伤的类型和程度进行处理:

（1）膀胱挫伤:可经尿道插入导尿管持续引流,保持尿液流出通畅,膀胱损伤可自行愈合。

（2）膀胱破裂:应尽早手术。

1）腹膜内膀胱破裂一般需行手术探查并修复膀胱,彻底清除腹腔内尿液,缝合腹膜并在腹膜外修补膀胱破口,行腹膜外高位膀胱造瘘,充分引流。

2）腹膜外膀胱破裂需行手术探查并修复膀胱,如破口较大,需同时行膀胱造瘘,充分引流膀胱周围尿液,以防盆腔脓肿形成。

3）单纯的膀胱损伤修复后,多数患者骨盆骨折可一期内固定,如软组织损伤较重,应采用外固定架固定。

（五）典型病例

某男,高处坠落伤致开放性骨盆骨折(骨盆骨折 AO 分型 C1 型)、膀胱破裂,在急诊室 4 小时内输血 3000ml,生命体征不能维持。急诊行剖腹探查止血、膀胱修补术,一期行骨折内固定(图 5-3)。

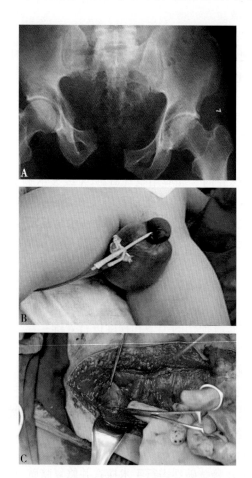

图 5-3　骨盆骨折合并膀胱损伤

A.骨盆正位 X 线片示骨盆骨折(C1 型);B.患者大体照片示患者阴茎、阴囊肿胀明显,尿管尿液呈血性;C.急症行剖腹探查止血并膀胱修补及造瘘术

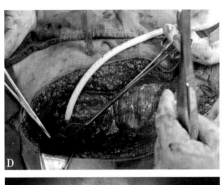

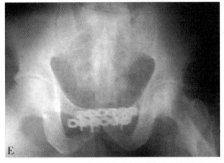

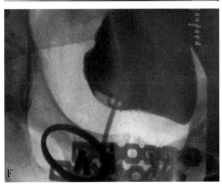

图 5-3(续)

D.急症行剖腹探查止血并膀胱修补及造瘘术;E.术中行膀胱造影显示膀胱无造影剂外漏,说明膀胱修补完好;F.骨盆骨折给予一期内固定,术后骨盆正位片显示复位固定良好

二、尿道损伤

(一) 病例特点及损伤分类

1. 病例特点

(1) 骨盆骨折合并尿道损伤多发生在男性,多由于骑跨伤所致。

(2) 男性膜部尿道穿过尿生殖膈,当骨盆骨折时,附着于耻骨下支的尿生殖膈突然移位,产生剪切样暴力,使薄弱的膜部尿道撕裂。骨盆环变形、盆底的前列腺附着处和耻骨前列腺韧带受到强烈的牵拉而撕裂,致前列腺突然向上后方移位,导致前列腺尿道和膜部尿道交界处撕裂。

2. 分型

I型:牵拉伤,尿道完整无破裂。

II型:尿生殖膈上的尿道部分或完全断裂,尿外渗至盆部。

III型:损伤同时累及尿生殖膈上下的前后尿道,两者同时出现部分或完全断裂,尿液外渗至会阴部,亦同时外渗至盆部。

IV型:膀胱损伤延伸到后尿道,尿外渗至会阴部及盆部。

(二) 临床表现

1. 尿道外口出血　大部分尿道损伤患者尿道外口可见血液流出。尽管无特异性,尿道外口出血仍是提示尿道损伤的首要指征。尿道出血程度和尿道损伤严重程度不一定一致。

2. 排尿困难或尿潴留　尿道损伤后,尿道的连续性中断或血块堵塞,伤后不能自行排尿,引起排尿困难或尿潴留。排尿困难程度与尿道损伤程度呈正相关。

3. 巨大血肿及皮肤淤斑　后尿道断裂时,尿液沿前列腺尖处外渗到耻骨后间隙和膀胱周围,向上沿腹膜外及腹膜后间隙蔓延。骨盆骨折及盆腔血管丛损伤引起大量出血,在前列腺和膀胱周围形成大血肿。

(三) 诊断

1. 病史与症状　骨盆骨折患者出现会阴部巨大血肿,不能自行排尿,尿道外口流出少量血液时,应考虑合并尿道损伤。

2. 体检 查体发现下腹肌紧张,耻骨上压痛,叩诊浊音(血肿或充盈膀胱),会阴血肿。直肠指诊可触及直肠前方有柔软、压痛的血肿,发现前列腺浮于高位。

3. 尿道造影 逆行尿道造影是诊断的重要依据,可确定尿道损伤的程度。取造影剂做逆行尿道造影,如尿道显影且无造影剂外溢提示挫伤或部分裂伤;如尿道显影并有造影剂外溢提示部分破裂;如造影剂未进入近端尿道而大量外溢提示严重破裂或断裂。

4. 诊断性导尿 诊断性导尿可能使部分性尿道损伤成为完全性损伤,加重出血,并造成血肿继发感染,应慎用。

(四) 急救处理

1. 患者入院后,应进行简单迅速及全面地评估,及时地抢救复苏。

2. 迅速明确尿道损伤的程度,如尿道不完全断裂(能顺利将导尿管插入膀胱),则可以尿管为支架,留置3周,尿道损伤可愈合。

3. 尿道完全断裂

(1) 主张早期行尿道会师术,尿道会师术能早期恢复尿道连续性,并通过牵引作用让撕脱的尿道黏膜尽可能复位,手术操作相对简单,创伤较小,费时少,术后结合适当的治疗能取得较高的治愈率,有明显的安全性和有效性,只要操作细致,并不加重尿道、勃起神经和血管的损伤,是骨盆骨折合并后尿道断裂早期处理较为合适、有效的方法。

(2) 对于病情危重,血流动力学不稳定的患者,在早期急救时不适合行尿道会师术,应单纯行耻骨上膀胱造瘘术,充分引流尿液,待患者病情稳定后再早期行尿道会师术,恢复尿道连续性。

4. 对于尿道损伤的患者,根据尿道损伤的程度,骨盆骨折采用内固定或外固定架固定。

(五) 典型病例

某男,37岁。车祸伤。入院诊断:①开放性骨盆骨折C2型;

②右股骨颈骨折;③多发肋骨骨折;④胸腔积液;⑤尿道断裂。急诊行胸腔闭式引流,同时进行骨盆骨折复位内固定,同期行尿道会师术,术后康复良好(图5-4)。

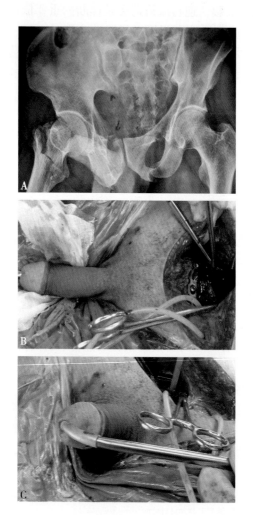

图5-4　骨盆骨折合并尿道损伤

A.骨盆正位片示骨盆骨折(C2),同时合并右股骨颈骨折;B~C.术中同期行尿道会师术

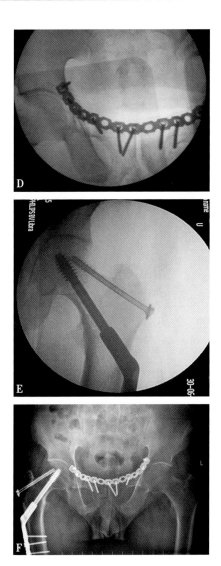

图 5-4(续)

D~E.骨盆骨折及股骨颈骨折术中透视,复位良好;F.术后骨盆正位 X 线片示:骨盆骨折复位良好,固定牢固;股骨颈骨折复位良好,固定牢固

第五节 开放性骨盆骨折合并阴道损伤 （Ⅱ级、Ⅲ级开放性骨盆骨折）的急救处理

（一）病例特点

1. 骨盆骨折的骨折端可直接刺伤阴道壁，耻骨联合分离也可造成阴道纵深撕裂。

2. 双侧耻骨上下支骨折后骨盆环前部游离形成剪式应力可致阴道横断。

3. 骨盆内径改变使盆内组织发生挤压伤亦可导致阴道损伤。

（二）临床表现

1. 阴道出血　由于阴道富有动脉血供和静脉网，损伤后阴道流血常比较明显。但阴道又是一个肌性管道，创伤刺激和疼痛又可致其痉挛而引起出血不明显，从而容易早期漏诊。

2. 外阴血肿　外阴部皮下及黏膜下组织疏松，血管丰富，阴道损伤时很易形成血肿，局部组织常有明显肿胀、坠感和剧痛。

（三）诊断

1. 骨盆骨折类型　女性骨盆骨折存在骨盆前环损伤，骨折明显移位和（或）耻骨联合分离明显时，应高度怀疑并发阴道损伤的可能性，此时应常规行泌尿生殖道检查。

2. 阴道出血　阴道血供丰富，损伤后常有明显出血，女性骨盆骨折合并阴道流血应高度怀疑并发阴道损伤。

3. 生殖道检查　包括阴道指诊及内镜检查，内镜检查能直观损伤部位、范围和严重程度，同时常能提供处理依据。

（四）治疗

阴道损伤早期诊断后，在抢救生命的基础上，一期彻底清创并施行修补术，采用可吸收线缝合，愈合效果满意。

阴道损伤如合并会阴部开放撕裂伤，则需在抢救生命的基础上，对会阴部撕裂伤行彻底清创，创面充分引流，同时行结肠改道造瘘，防止感染，利于创面愈合。

（五）注意事项

1. 经阴道修补穹隆部裂伤时，应防止误伤腹腔脏器及邻近阴道穹隆的子宫动脉。

2. 创口作充分引流以防血肿继发盆腔感染，同时针对移位的骨盆骨折行有效复位。

3. 阴道损伤延误诊断治疗将增加形成盆腔脓肿的危险性，一旦脓肿形成，应及时有效切开引流，应用足量抗生素避免骨髓炎的发生。

阴道修复能力较强，早期诊断并积极修复，一般预后良好。对于阴道损伤，临床处理的关键是早期诊断、早期治疗，延误诊治易并发盆腔脓肿而致严重感染，阴道狭窄而致痛经，性交疼痛，分娩困难等，严重影响生活质量。

（六）典型病例

某女，23 岁。工厂内叉车挤压致开放性骨盆骨折（骨盆骨折 AO 分型 B 型），同时伴肝脾脏器损伤，行抢救生命等治疗，病情稳定，抢救后 7 天出现高热等症状转入我院。入院后急行 CT 等检查示阴道周围及盆腔内脓肿形成，检查有阴道损伤，遂行清创引流术、外固定架固定、伤口冲洗等治疗，术后 32 天伤口愈合，术后 4 个月骨折基本愈合，拆除外固定支架（图 5-5）。

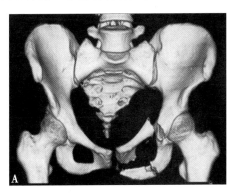

图 5-5　骨盆骨折合并阴道损伤

A. 术前 CT 重建示骨盆骨折（B 型），左侧耻骨支、坐骨支分离严重

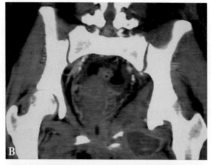

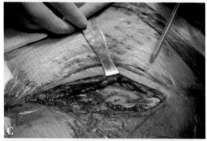

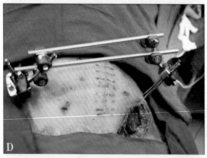

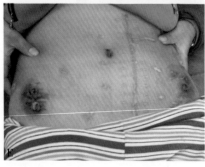

图 5-5(续)

B.CT 扫描示阴道周围及盆腔脓肿形成,检查有阴道损伤;C.行清创引流术,术中可见大量积脓,将其彻底清除;D.骨盆骨折给予外固定架固定;E.术后 5 个月,患者恢复良好,给予外固定架拆除

第六节 开放性骨盆骨折合并直肠损伤（Ⅱ级、Ⅲ级开放性骨盆骨折）的急救处理

（一）损伤机制、分类和特点

1. 损伤机制　骨盆骨折合并的直肠损伤主要是由骨盆骨折断端移位直接刺伤或由暴力致骨盆环移位变形较大使其撕裂所致。

2. 分类　根据直肠损伤部位与腹膜返折线的关系分为腹膜内直肠损伤和腹膜外直肠损伤。

3. 特点　①局部血液循环丰富，直肠上动静脉与直肠下动静脉之间有广泛吻合支，并且周围有骶前静脉丛，故损伤后出血较多；②直肠肛管周围有多个软组织间隙，间隙内充满脂肪结缔组织，易发生感染，且感染后容易扩散；③直肠肛管间隙内神经分布少，感觉迟钝，伤后有时疼痛不明显；④直肠肛管内有大量细菌聚集，损伤后易污染周围组织而引起肛周感染；⑤容易合并损伤邻近组织器官，引起直肠尿道瘘、直肠阴道瘘。

（二）临床表现

直肠损伤的症状，因损伤的轻重、部位和直肠及血管损伤是否广泛而有所不同。

1. 腹膜内直肠损伤　常有典型的腹膜炎表现，表现为下腹痛及腹膜刺激征。部分直肠损伤可见腹腔游离气体或直肠周围和腹膜后积气。

2. 腹膜外直肠损伤　无腹膜炎表现，早期疼痛也不明显，但延误诊断后感染一般较严重，多合并厌氧菌感染，且向直肠周围间隙扩散。一般表现为：①肛门渗血或便血；②会阴部、骶尾部及臀部伤口有粪便溢出；③尿液中有粪便残渣或尿液自肛门流出。

（三）诊断

腹膜内损伤的症状比较明显，容易诊断；腹膜外损伤即腹

膜返折以下,肛提肌以上的直肠损伤,由于症状不明显,且合并伤多,对病情程度的判断比较困难。

1. 病史和体检　有明确的外伤史,骨盆骨折有下列情况之一者均应考虑直肠损伤的可能:肛门流血;肛门溢尿;阴道溢便;典型的下腹痛及腹膜刺激征;肝浊音界缩小或消失,并排除其他消化道穿孔可能;会阴部、臀部、大腿部的任何开放伤,有粪便自伤口溢出。

2. 直肠指诊　骨盆骨折时,特别是伴有肛门流血或血便时,直肠指诊应列为常规检查。直肠指诊时指套上常染有血迹或尿液,如损伤部位低,可扪到直肠破裂口,破损区有肿胀和压痛等即可确诊,阳性率可达80%。直肠指诊也可了解括约肌有无损伤,括约肌完全断裂时,肛门失去张力,可容纳3~4指伸入。

3. 阴道指诊　对疑有直肠损伤的已婚妇女进行阴道指诊,有助于诊断,可触及直肠前壁破裂口,并明确是否合并阴道损伤。

4. 直肠镜检查　对指诊阴性者,若仍怀疑有直肠损伤,可行直肠镜检查,但应注意病情是否允许,不亦作为常规。进行直肠镜检查可发现指诊未能达到或遗漏的直肠破裂,因其能直观损伤部位、范围和严重程度,常能提供进一步处理的可靠依据。

5. X线检查　是诊断直肠损伤的重要手段。发现膈下游离气体提示腹膜内直肠损伤;通过骨盆平片可了解骨盆骨折状况,在骨盆壁软组织见到气泡则提示腹膜外直肠破裂。

（四）治疗

直肠破裂无论是否合并会阴部撕裂伤,都是急诊行结肠造瘘转流术的手术指征,手术最好在48小时内进行。一旦确诊直肠破裂,应在抢救生命的基础上,早期行结肠造瘘术,使粪便转流并充分引流直肠周围间隙。

1. 腹膜内直肠损伤　应行剖腹探查并乙状结肠造瘘。术中切开腹膜返折,游离直肠,仔细检查伤口,伤部清创,彻底清洗腹腔并充分引流,破口小、污染轻的可行直肠修补术;破口大,需行直肠切除吻合术。加做乙状结肠造瘘，使粪流改道。

2. 腹膜外直肠损伤　一般应先剖腹探查再行结肠造瘘，并大量盐水冲洗远端肠腔，低位直肠损伤经腹腔不易修补者，需经会阴修补，充分引流直肠周围间隙。

行结肠造瘘转流手术时应注意：

（1）造瘘部位首选乙状结肠，其次是横结肠；

（2）袢式造瘘手术操作简单、迅速、易行，但有向远端流粪，污染会阴部伤口的可能；单口造瘘可做到粪便完全转流，保证会阴部伤口清洁，但手术相对复杂；

（3）将造瘘口远端肠腔内容物清除干净，并用生理盐水反复冲洗；

（4）直肠周围间隙应充分引流；

（5）结肠造瘘口早期还纳。

（五）典型病例

某男，35 岁。车祸伤。入院诊断：①开放性骨盆骨折（骨盆骨折 AO 分型 C3 型）；②会阴部、骶尾区软组织撕裂；③肛门破裂伴直肠损伤。入院后给予清创、结肠造瘘、骨盆外固定架固定，术后恢复良好出院（图 5-6）。

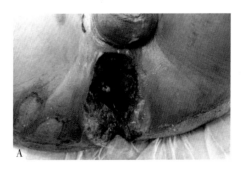

图 5-6　骨盆骨折合并直肠损伤
A. 患者肛门及会阴部撕裂伤，伴有直肠损伤

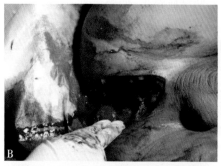

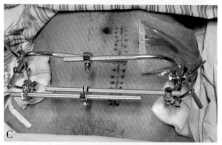

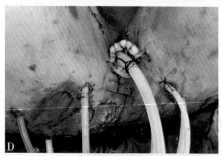

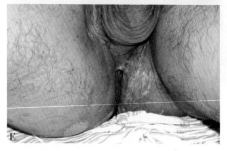

图 5-6(续)
B. 患者肛门及会阴部撕裂伤,伴有直肠损伤;C. 骨盆骨折给予外固定架固定,并同时给予结肠造瘘术;D. 肛门及会阴区给予多根引流管引流;E. 术后患者创面封闭,恢复良好

第七节　半骨盆离断伤的急救和处理

创伤性半骨盆离断伤是指一侧骨盆骨性结构与中轴离断,伴不可修复的髂血管、神经断裂或损伤,是开放损伤中最为严重的一种,发生率为 0.6%~1.8%。此类损伤多为高能量损伤所致,以机动车碾轧伤多见。由于多数患者在到达医院前已经死亡,所以死亡率很高但并无确切的数据报道。

创伤性半骨盆离断伤常见有两种类型:完全性半骨盆离断和不完全性半骨盆离断。

一、完全性半骨盆离断

完全性半骨盆离断指一侧骨盆完全离断,受损半侧骨盆离断后,下腹壁软组织大部分缺损,尿道或膀胱均可伤及,甚至伤侧腰背部软组织严重损伤。

（一）急救程序

半骨盆离断伤患者病情危重,患者到达医院后,应立即组织急救人员进行抢救,遵循高级创伤生命支持准则(advanced trauma life support guidelines,ATLS)及损伤控制原则,各个步骤可顺序进行或同时进行。

1. 简单迅速及全面地评估,立即开通两条以上静脉通道;

2. 立刻进行输液、输血、纠正低血压等液体复苏措施,必要时给予血管活性药物治疗;

3. 维持呼吸功能,保持呼吸道通畅,吸氧;

4. 采用骨盆束缚带或床单对骨盆进行简单有效地固定;

5. 优先处理最危及生命的损伤;

6. 迅速结扎断端血管。对怀疑肝脾破裂的患者以及腹膜后出血的患者,急诊行剖腹探查术;

7. 对输血 >3000ml,生命体征仍然不稳定的患者,建议行暂时性腹主动脉阻断术。在此,我们不建议行动脉造影栓塞术,因为行动脉造影栓塞术,操作时间较长,实施过程中患者有死亡的风险,且该种方法只对动脉破裂性出血有效。

(二)合并腹部脏器损伤及创面的处理

1. 合并腹部脏器损伤的处理　腹部损伤是完全性半骨盆离断中最常见的合并伤,对腹部损伤的及时处理影响到急救的成功率。腹部损伤包括肝损伤、脾损伤、肾损伤、肠破裂、尿道损伤及直肠损伤。腹部损伤的临床特点和诊断同开放性骨盆骨折一章中所描述。

(1)对于实质性脏器损伤应立刻行剖腹探查和止血。

(2)对于空腔脏器损伤应遵守以下原则:①尿道破裂的患者植入尿管作为支架,或行膀胱造瘘术;②腹腔内膀胱破裂可在剖腹探查手术缝合,而输尿管损伤以修复为主;③对于直肠肛门损伤的患者,应急诊行转流性结肠造瘘术。

2. 创面的处理　完全性半骨盆离断伤患者常伴有广泛的软组织损伤、大面积的皮肤撕脱伤,伤口可涉及会阴部、臀部和腹股沟区,并可深达肛周、直肠前和骶前间隙,伤口污染严重,大出血造成的腹膜后血肿又成为良好的细菌培养基,腹膜后血肿感染是继发全身脓毒血症和多器官功能衰竭综合征的早期因素,感染及其继发脓毒血症和多器官功能衰竭是患者死亡的又一重要原因。经抢救患者生命体征平稳后,应在无菌条件下行认真彻底地清创。

(1)清创通常采用大量生理盐水、过氧化氢溶液、碘伏液反复彻底冲洗伤口、清除伤口内坏死组织,伤口内放置多根引流管。

(2)多数伤口因需要压迫止血而不能一期缝合,可用纱布填塞,并加强换药,更换无菌敷料,必要时可置入双腔引流管,通过换药及冲洗伤口,一般1~3个月伤口逐渐缩小、愈合。

(3)对大量感染的坏死组织,早期大范围切除不但可引起出血、感染扩散,还可使大量毒素吸收,发生败血症。采用分次清除坏死组织的方法,并采用无菌敷料或VAC覆盖创面。

（4）创面感染得到控制后，再在清洁创面上行中厚游离植皮，以封闭创面。

（三）典型病例

某男，32岁。车祸伤致左侧半骨盆完全离断，伴有直肠损伤，一期行结肠造瘘术（图5-7）。

二、不完全性半骨盆离断

不完全性半骨盆离断指部分皮肤等软组织仍有连续，髂血管、神经完全断离，无法重建下肢功能。其软组织损伤包括骨盆

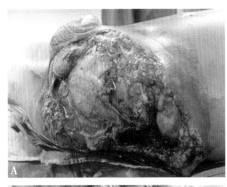

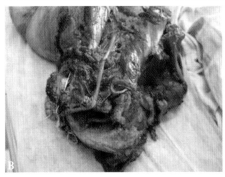

图5-7　完全性半骨盆离断

A.左侧半骨盆完全离断，皮肤软组织缺损，创面污染较重；

B.离断肢体

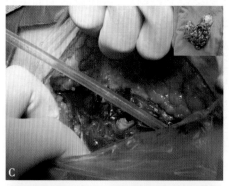

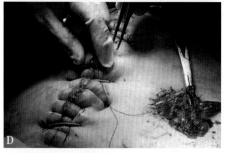

图 5-7(续)

C.剖腹探查,进行直肠损伤修复;D.一期行结肠造瘘术

血管、神经、泌尿生殖道、肛门直肠以及肌肉损伤,并伴有骨折,创面大且污染严重,失血量大且迅速,易发生低血容量性休克。

(一)急救程序

不完全性半骨盆离断的急救流程同完全性半骨盆离断大体相同,而更加重视对伤情和患肢活性的判断,早期行半骨盆离断术。

不完全性半骨盆离断的早期急救同样遵循高级创伤生命支持准则及损伤控制原则,包括简单、迅速、全面地评估,立即开通两条以上静脉通道;迅速进行输液、输血、纠正低血压等液体复苏措施;采用骨盆束缚带或床单对骨盆进行简单有效地固定;优先处理最危及生命的损伤;对怀疑肝脾破裂的患者以及腹膜后出血的患者,急诊行剖腹探查术;暂时性腹主动脉阻断术对于输血 >3000ml,生命体征仍然不稳定的患者非常有帮助。

（二）不完全性半骨盆离断的早期诊断

早期急救中最重要的部分是不完全性半骨盆离断的早期诊断和患肢活性的准确判断。在不完全性半骨盆离断中,损伤的肢体即使有某些组织的连续性,肢体尚有一点微弱的血运,然而骨、软组织及血管神经的损害,实际上完全丧失了结构和功能,根本没有保留的价值。因此,任何姑息保留都将招致难以控制的失血、失液和感染毒素吸收的危害,造成生命难于挽救的后患。必须立即行完全性半骨盆截除术,此为早期急救第一重大抉择。

在判断患肢活性时,MESS 评分能简单迅速地进行,适合于不完全性半骨盆离断的早期诊断。MESS 评分于 1990 年由 Johansen 等提出,为毁损伤肢体严重程度评分(mangled extremity severity score,MESS)(表 5-1),作者指出总评分≥7 分者即应考虑截肢。不完全性半骨盆离断为超高能量损伤,因此,早期判断主要集中在对肢体缺血程度的判断,如果出现肢体变冷、运动消失、麻木无感觉,应立即行完全性半骨盆截除术。

表 5-1 MESS 评分(毁损肢体严重程度评分)

项目	分值
A. 骨软组织损伤	
低能量(稳定、简单骨折)	1
中等能量(开放、多发骨折)	2
高能量(枪伤、挤压伤等)	3
超高能量(高能量 + 污染严重 + 软组织缺失)	4
B. 肢体缺血	
脉搏减弱或消失但毛细血管充盈正常	1

续表

项目	分值
无脉、麻木、运动消失、毛细血管充盈减弱或消失	2
肢体变冷、运动消失、麻木无感觉	3
C. **休克**	
收缩压保持在 90mmHg	0
短暂血压低	1
持续血压低	2
D. **年龄**	
<30 岁	1
30~50 岁	1
>50 岁	2
总分	

* 如缺血 >6 小时,分数加倍

（三）典型病例（图 5-8）

某女,45 岁。碾挫伤。入院诊断:①骨盆骨折 AO 分型 C 型;②肠破裂;③会阴裂伤;④右侧肢体缺血坏死。急诊给予剖腹探查、肠修补以及半侧骨盆离断术。

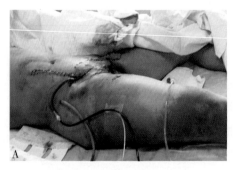

图 5-8 不完全性半骨盆离断

A.患者伤后的大体照片,示右侧下肢呈缺血坏死状态

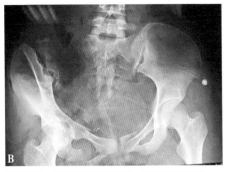

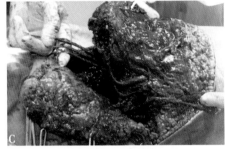

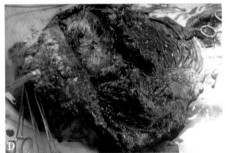

图 5-8(续)
B. 患者伤后骨盆正位 X 线片,可见骨盆骨性结构完全离断;C~D. 伤侧骨盆、肢体坏死,神经血管完全断裂,皮肤软组织撕脱,行半侧骨盆离断术;E. 术后半年复查,患者伤口愈合良好

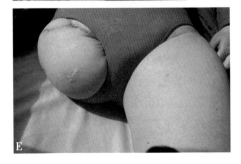

第八节　胸腹部损伤

一、胸部损伤

呼吸频率增加和呼吸节律改变是胸部损伤或缺氧的重要但常不明显的征象,特别是出现逐渐增多的浅呼吸。发绀是胸部损伤患者缺氧的后期征象。然而,没有发绀并不表明充足的组织供氧或气道正常。

胸部损伤包括气胸、血胸、多发肋骨骨折、创伤性膈疝等,其中气胸又分为闭合性气胸、张力性气胸及交通性气胸。

(一)闭合性气胸

闭合性气胸是指气胸发生后破损的脏层胸膜随着肺萎缩而闭合,自行封闭,呼气与吸气时均无气体进入胸膜腔。肺撕裂伤导致空气泄漏是闭合性损伤导致气胸的最常见原因。

1. 临床表现

(1)少量气胸(肺萎陷 <20%)时,无明显临床症状;

(2)大量气胸(肺萎陷 >50%)时,患者有胸闷、憋气、气急以及胸痛等症状;

(3)患侧胸部饱满,肺部听诊呼吸音减弱或消失,叩诊为过清音。

2. 诊断　典型的临床表现,直立位呼气相胸部 X 线检查提示部分肺萎陷,胸膜腔内积气。胸膜腔穿刺抽出气体可确诊。

3. 治疗

(1)少量气胸不需要特殊处理,待空气自行吸收;

(2)大量闭合性气胸,患者有明显症状,需行胸膜腔穿刺抽气,或胸膜腔闭式引流;

(3)应用抗生素预防感染。

(二)张力性气胸

肺裂伤时伤口可呈活瓣样,吸气时活瓣张开空气进入胸膜腔,呼气时活瓣闭合气体不能排出,致使胸膜腔内的气体不断增加,压力不断增高,形成张力性气胸。

1. 临床表现

(1) 患者典型表现为胸痛、气短、呼吸困难、心动过速、低血压、气管偏斜、一侧呼吸音消失和颈静脉怒张,后期可出现发绀。

(2) 查体可见患侧胸部饱满,叩诊呈过清音,气管及心尖搏动向健侧移位。可产生胸部、颈部及头面部皮下气肿。听诊患侧呼吸音减弱或消失。

2. 诊断 典型的临床表现,胸腔穿刺负压消失并有高压气体排出即可明确诊断。

3. 治疗 张力性气胸需要马上减压治疗,可迅速用大孔径针头插入受累侧胸部锁骨中线第2肋间。之后的治疗通常只要求在第5肋间腋前线和腋中线间插入胸腔引流管。

(三) 连枷胸

当胸壁的一部分与胸廓的其余部分无骨性连接时可发生连枷胸。这种情况常发生于多个肋骨骨折的损伤患者。

1. 临床表现 患者呼吸运动弱,胸部运动可不对称和不协调。X线片提示多发的肋骨骨折,动脉血气分析提示缺氧以致呼吸衰竭。

2. 诊断 不正常的呼吸运动和肋骨或软骨骨折的捻发感有助于诊断。影像学检查及血气分析结果。

3. 治疗 治疗包括充分地通气、供给湿化的氧气以及补充液体。连枷胸时,受损肺对低容量性休克和水负荷过多均很敏感,必须进行特殊测定以保证合适的血容量。

(四) 创伤性膈疝

1. 发病机制 造成骨盆骨折的巨大前后暴力挤压盆部和腹部,使腹压骤然升高,挤压腹腔脏器穿破膈肌的薄弱区进入胸腔,同时因胸腔内负压的作用,胸腔内的腹腔脏器不易复位。右侧的膈疝内容物通常为肝脏,左侧通常为脾脏、胃、小肠等。当腹腔内脏器疝入胸腔可致肺塌陷、肺通气障碍,严重时纵隔移向健侧,致回心血量减少,循环障碍,膈肌破裂口勒紧疝内容物,可导致血液循环中断,发生嵌顿、绞窄、坏死、穿孔及胸腔积液,最后形成脓毒血症。

2. 诊断

(1) 不能用其他原因解释的持续性上腹痛;

(2) 胸闷、胸痛、呼吸困难;

(3) 胸腔闭式引流引出大网膜或胆汁;

(4) 胸部听诊有肠鸣音,伴呼吸音减弱或消失;

(5) 胸腹部 X 线片对于创伤性膈疝有较高的诊断价值。

3. 治疗 创伤性膈疝一经确诊,多需急症手术,立即请胸外科医生协助处理。少数症状较轻、未危及生命的创伤性膈疝,也可以保守治疗,但是必须严密地观察病情变化。

二、腹部损伤

在患者损伤的初期评估中,腹部损伤评估是最关键的评估之一。对钝性伤患者进行循环状况评估,早期发现可能存在的出血部位。患者的损伤机制、部位及血流动力学状态决定了腹部评估的时机,对于开放性骨盆骨折、由直接打击或减速伤所导致的严重躯干部损伤的患者,必须考虑到可能伴有腹部脏器损伤。

(一)肝损伤

1. 临床表现

(1) 急性失血引起的全身症状,可表现为眩晕、虚弱。严重低血压或临床休克。

(2) 局部体征:右上腹触痛、肌卫、腹胀、肌强直、反跳痛。

(3) 右胸部、下肋部及腹部的挫伤、擦伤或穿透伤,提示潜在的肝损伤。肝损伤常合并右下肋骨折。

2. 诊断 体检和实验室检查并无特异性。腹部 X 线片有一定的价值,床旁超声检查可显示腹内积液和其他提示肝损伤的结果,诊断性腹腔灌洗术对于腹腔内出血诊断极其灵敏,而对出血来源的诊断无帮助。CT扫描能很好地显示肝损伤的程度及邻近器官的损伤。

3. 治疗 对于急性创伤和血流动力学不稳定,推测有腹内出血和肝损伤者,可紧急剖腹探查。对于临床可疑腹内出血伴多处钝性创伤患者,行床旁超声或诊断性腹腔灌洗术。行手术治疗还是非手术治疗取决于有无明显腹腔内出血体征,有手术指征者和非手术治疗失败的患者,应行剖腹探查术。血流动力学稳定,没有腹内其他脏器损伤的证据且经影像学检查证实为孤立性肝损伤者,可考虑非手术治疗。

(二) 脾损伤

1. 临床表现

(1) 急性失血所致的全身症状,严重低血压或临床休克。

(2) 局部体征:左上腹压痛,左肩胛区放射性疼痛,腹胀,腹肌强直、反跳痛。

(3) 胸腹、肋部挫伤、擦伤等提示可能有潜在的脾脏损伤。

2. 诊断 腹部X线片检查特异性差,胸部X线检查可呈现左下肋骨骨折,左侧膈肌上升,左侧胸腔积液。床旁超声示有腹腔内积液提示脾损伤,多可直接看到明显脾脏破裂。CT扫描能很好地显示脾损伤的程度及邻近器官的损伤。

3. 治疗 有明显腹腔内出血体征,据诊断措施有手术指征者和非手术治疗失败的患者,应行剖腹探查术。根据脾损伤的程度决定脾切除还是保留。血流动力学稳定,没有腹内其他脏器损伤的证据且经影像学检查证实为单一性脾损伤者,可考虑非手术治疗。

(三) 外伤性胃肠破裂

1. 临床表现

(1) 腹痛及腹膜刺激征;

(2) 腹壁挫伤;

(3) 失血多时可有休克表现;

(4) 大便潜血阳性;

(5) 进行性腹痛、肠梗阻、尿量减少、心动过速等,提示胃肠损伤。

2. 诊断 腹膜炎症状明显;X 线片对诊断膈下游离气体敏感性低。CT 提示胃肠损伤的特异性征象是:无法解释的腹腔内游离气体、胃壁或肠壁增厚,胃肠壁内血肿,肠袢间液体和肠系膜呈条索状。诊断性腹腔灌洗对于临床上怀疑胃肠破裂但腹部 CT 检查无法支持的病情不稳定的患者有助于诊断。

3. 治疗 积极地液体复苏,鼻胃管减压,膨出的小肠应以湿纱布覆盖,刺入异物不应在急诊室拔除。有肠脱出、腹痛伴低血压、腹膜灌洗阳性或 CT 阳性、胸腹疝、异物刺入等需要剖腹探查手术。

(四) 胰腺损伤

1. 临床表现

(1) 上腹部疼痛,其程度常和体检或生命体征表现不成比例;

(2) 上腹部软组织挫伤;

(3) 低位肋骨或肋软骨损伤;

(4) 急腹症,常伴有相关腹内脏器损伤;

(5) 低血压。

2. 诊断 确定疼痛的部位,严重程度,有无肌紧张及反跳痛。淀粉酶并非胰腺损伤的可靠指标,淀粉酶升高可作为胰腺损伤的早期指标。对于持续性血淀粉酶升高或不明原因腹痛患者行经内镜逆行性胰胆管造影术(endoscopic retrograde cholangiopancreatography,ERCP)检查,有助于诊断。

3. 治疗 胰腺损伤的患者需要全面评估病情,胰腺损伤明确须补液复苏支持治疗,血流动力学检测。给予抗生素及止痛等治疗。必要时剖腹探查,腹腔引流。

4. 典型病例 患者女性,50 岁。因被搅拌机搅伤入院。入院诊断:①失血性休克;②开放骨盆骨折:右髋关节脱位、右坐骨神经损伤;③腹部闭合性损伤;④软组织挫裂伤。入院后患者失血性休克,腹部 B 超未见明显出血。给予输血、输液,骨盆束缚带固定治疗,患者腹胀明显,给予胃肠减压。伤后 72 小时,患者腹胀加重,呼吸困难,心率 145 次/分,血压 146/64mmHg,血氧饱和度 85%,B 超示盆腹腔大量积液。考虑出血导致,遂给予 DSA 栓塞治疗。术后患者病情未明显好转,考虑仍有出血,遂准备给予外固定架固定 + 纱布填塞术。取髂窝切口,引流量约 4000ml,且可见絮状物,考虑胰腺损伤,给予淀粉酶测定及腹部 CT 检查确诊,后转入普外科继续治疗,康复出院(图 5-9)。

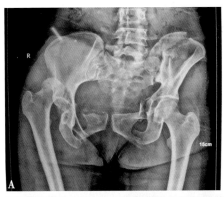

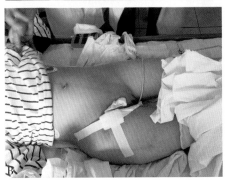

图 5-9　骨盆骨折合并胰腺损伤

A.骨盆骨折(C2)合并右侧髋关节后脱位;B.患者大体状况:腹胀明显,髋关节后脱位

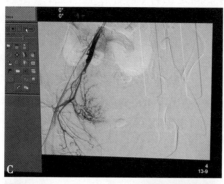

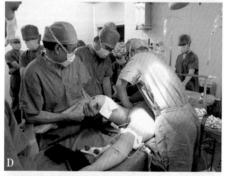

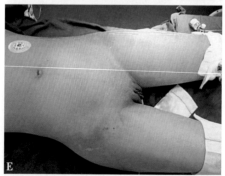

图 5-9(续)

C.给予 DSA 栓塞;D.手术室中给予股骨头复位;E.股骨头复位后的大体表现

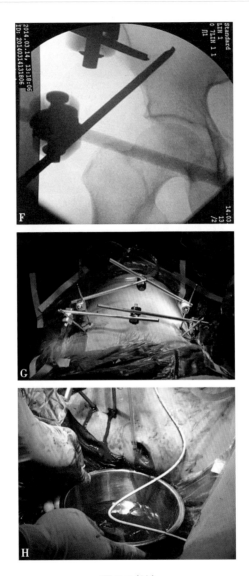

图 5-9(续)。

F. 术中透视可见股骨头已经复位;G.外固定架固定;H.左侧髂窝切口,可见引流出大量液体

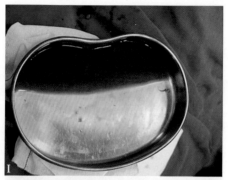

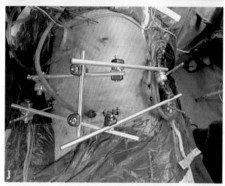

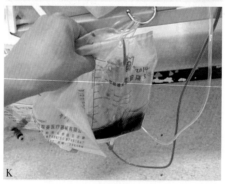

图 5-9(续)

I.引流出的液体色红,内有絮状物;J.患者外固定架固定牢
固,置管引流;K.置管引流液呈棕色,色浊,内可见絮状物等

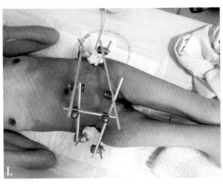

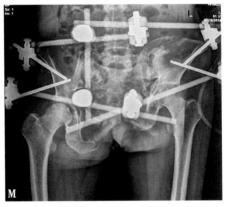

图 5-9(续)

L.术后大体照片;M.术后骨盆正侧位 X 线片可见位置良好

(五)肾脏损伤

1. 临床表现

(1) 血尿:可出现镜下血尿和肉眼血尿;

(2) 腰痛和肿块:腰部肌肉受伤及出血和尿外渗,引起肾区肿胀、疼痛、肌紧张,并可在腰部出现不规则包块,若出血和尿外渗未得到控制,包块可逐渐增大;

(3) 出血:是肾损伤常见的严重现象,出血量大小不一;

(4) 休克:程度依失血量而定,在严重损伤时发生,肾挫伤

无休克表现;

(5) 腹膜刺激征:尿液或血液进入腹腔或同时伴有腹腔脏器损伤,可出现腹部压痛、反跳痛及肌肉紧张。

2. 影像学检查

(1) X 线片:患者肾影增大,提示肾包膜下血肿,肾轮廓增大,边缘模糊,腰大肌阴影消失,脊柱弯向伤侧,膈肌抬高,提示肾周血肿或尿外渗。

(2) 静脉尿量造影:对判断肾脏损伤十分重要,并可了解对侧肾的情况。严重损伤可见不规则阴影向肾周弥散。

(3) B 超:肾脏破裂可见肾盂肾盏回声散乱,肾盂积血时可见肾盂肾盏分离;肾周血肿时,显示肾周围有低回声暗区。

(4) CT:是诊断肾脏损伤、估计肾实质损伤程度的重要手段,可显示肾实质破裂、尿外渗、肾周血肿的范围,增强 CT 扫描可发现造影剂外溢。

(5) 肾动脉造影:适用于疑有肾血管损伤或静脉尿路造影不显影的患者。表现为造影剂外溢、肾动脉闭塞、移位,实质期肾影增大及界线清楚的异常透亮区。

3. 诊断

(1) 外伤史对肾脏损伤的诊断有重要意义;

(2) 检查腰部皮下有无瘀斑;

(3) 观察有无肉眼血尿及镜下血尿;

(4) 影像学检查,如 X 线、B 超、CT、静脉尿路造影等。

4. 治疗

(1) 积极纠正休克,迅速输血输液等支持治疗;

(2) 插导尿管,观察有无血尿,计尿量;

(3) 绝对卧床休息;

(4) 病情稳定时,可进行实验室及影像学检查,随时复查血常规及 B 超,了解有无活动性出血;

(5) 在积极内科治疗的情况下,血红蛋白进行性下降,B 超显示肾周血肿进行性增大,应行手术探查,特殊情况下可选择肾动脉造影栓塞。

参考文献

1. Dente CJ, Feliciano DV, Rozycki GS, et al. The outcome of open pelvicfractures in the modem era. Am J Surg, 2005, 190(6): 830-835

2. Sathy AK, Starr AJ, Smith WR, et al. The effect of pelvic fracture on mortality after trauma: an analysis of 63,000 trauma patients. J Bone Joint Surg Am, 2009, 91(12): 2803-2810

3. Dong JL, Zhou DS. Management and outcome of open pelvic fractures: a retrospective study of 41 cases. Injury, 2011, 42(10): 1003-1007

4. Fu G, Wang D, Qin B, et al. Modified classification and repair of perineal soft tissue injuries associated with open pelvic fractures. J Reconstr Microsurg, 2015, 31(1): 12-19

5. Andrich DE, Greenwell TJ, Mundy AR. Treatment of pelvic fracture-related urethral trauma: a survey of current practice in UK. BJU Int, 2005, 96(1): 127-130

6. Koraitim MM. Post-tramatic posterior urethral strictures: preoperative decision making. Urology, 2004, 64(2): 228-231

7. 周东生, 吴军卫, 王伯珉, 等. 伴有直肠肛管损伤的开放性骨盆骨折的治疗. 中华创伤骨科杂志, 2009, 11(7): 614-618

8. Tosounidis TI, Giannoudis PV. Pelvic fractures presenting with haemodynamic instability: treatment options and outcomes. Surgeon, 2013, 11(6): 344-351

9. Perkins ZB, Maytham GD, Koers L, et al. Impact on outcome of a targeted performance improvement programme in haemodynamicallyunstable patients with a pelvic fracture. Bone Joint J, 2014, 96(8): 1090-1097

10. Hasankhani EG, Omidi-Kashani F. Treatment outcomes of open pelvic fractures associated with extensive perineal injuries. Clin Orthop Surg, 2013, 5(4): 263-268

11. Pavelka T, Houcek P, Hora M, et al. Urogenital trauma associated with pelvic ring fractures. Acta Chir Orthop, 2010, 77(1): 18-23

12. Cannada LK, Taylor RM, Reddix R, et al. The Jones-Powell Classification

of open pelvic fractures:a multicenter study evaluating mortality rates. J Trauma Acute Care Surg,2013,74(3):901-906

13. Chen L,Zhang G,Wu Y,et al. Percutaneous limited internal fixation combined with external fixation to treat open pelvic fracturesconcomitant with perineal lacerations. Orthopedics,2011,34(12):827-831

14. Black EA,Lawson CM,Smith S,et al. Open pelvic fractures:the University of Tennessee Medical Center at Knoxville experience over ten years. Iowa Orthop J,2011,31:193-198

15. Dente CJ,Feliciano DV,Rozycki GS,et al. The outcome of open pelvic fractures in the modern era. Am J Surg,2005,190(6):831-837

16. 周东生,董金磊,王伯珉,等,伴直肠肛管损伤的开放性骨盆骨折的早期急救处理策略及死亡危险因素分析.中华骨科杂志,2010,30(11):1121-1126

17. Wang G,Zhou D,Shen WJ. Management of partial traumatic hemipelvectomy. Orthopedics,2013,36(11):1340-1345

第六章

特殊类型骨盆骨折

第一节　儿童骨盆骨折的急救

儿童骨盆骨折的主要特点是创伤重,骨折轻,出血少,合并伤多,死亡率低。在诊断、急救及预后与成人骨盆骨折有较明显的区别。

一、儿童骨盆骨折的特点

1. 创伤重但骨折轻　儿童骨盆结构同成人有明显的不同,其软骨板及骨膜均较厚,骨皮质尚未发育成熟,呈多孔状,而且骶髂关节和耻骨联合的软骨更厚。因而,儿童骨盆弹性很好,能够耐受较大的创伤,可产生塑性畸形和青枝骨折,而很少发生粉碎骨折,需要较大的创伤才能导致骨盆骨折,也可以发生骶髂关节脱位。因此,儿童骨盆骨折是高能量创伤的标志。

2. 失血性休克出现晚　儿童骨盆未发育成熟的特点也决定了其出血较少。较厚的骨膜在骨盆骨折时并不断裂,覆盖或填塞在骨盆骨折断端,可以阻止骨折块的出血。此外,儿童血管出血后收缩性更好,对血管活性因子的反应更灵敏,这种特点可以很好地限制骨盆骨折所致出血,但是也会掩盖出血性休克的早期表现。一旦儿童骨盆骨折出现失血性休克的表现,往往已经在中晚期。

3. 合并伤多　儿童骨盆骨折多数由高能量损伤引起,因此,儿童骨盆骨折的并发症多而且严重,特别是胸腹部外伤和颅脑外伤。其中,脑外伤是最常见的合并伤,约有 38.8% 的儿童骨盆骨折合并有脑外伤。约 14% 的儿童骨盆骨折合并胸腹部外伤。在超重及肥胖的儿童中,Morel-Lavalee 损伤多见。

4. 脑外伤导致死亡率高　儿童骨盆骨折出血量较少,由失血性休克引起的死亡较少,其主要的死亡原因是合并伤,尤其是脑外伤。其中 75% 的儿童骨盆骨折死亡是由脑外伤引起。但总体上,儿童骨盆骨折死亡率依然低于成人骨盆骨折。

5. 侧方挤压骨折多见　儿童骨盆骨折同成人骨盆骨折的损伤机制不同,多数是因行走时受侧方车辆撞伤引起。因此,多数是侧方挤压骨折。这可能也是儿童骨折出血较少和合并伤多的原因。撕脱骨折多为运动伤。骨盆撕脱骨折在儿童中并不少见,这种损伤在运动中发生。主要表现是疼痛,出血少,一般没有合并伤,无生命危险,不需急救。

6. Y 形软骨是否闭合对处理的影响　Y 形软骨是否闭合关系到能否按照成人骨盆骨折的方式来治疗。Silber 和 Flynn研究证实 Y 形软骨是判断骨骼成熟度的最佳标志。Y 形软骨闭合前发生的骨盆骨折中,孤立的髂骨翼和耻骨骨折占 29%。如果骨折累及 Y 形软骨,可发生髋臼发育不良而导致所谓的小髋臼,其原因是 Y 形软骨的早期闭合。在 Y 形软骨闭合后,骨折类型同成人相似。

二、儿童骨盆骨折的分类

常见的儿童骨盆骨折分类方法主要有 Tile 分类法和 Torode与 Zeig 分类法。

1. Tile 分类法　与成人骨盆骨折分类方法相似。

(1) 稳定骨折:①二次骨化中心撕脱;②骨盆环稳定骨折。

(2) 不稳定骨折:与成人类似,前方损伤可为耻骨联合分离、耻骨支骨折或两者同时存在;后方损伤常为骶髂关节脱位,偶有骶骨或髂骨骨折。

2. Torode 和 Zeig 分类法　根据受伤机制进行分类。其将骨盆骨折分为四型。

Ⅰ型:撕脱骨折。多为软骨板的撕脱伤,类似运动伤。

Ⅱ型:髂骨翼骨折。多为直接暴力所致。

Ⅲ型:单环骨折。包括耻骨支骨折或耻骨联合分离。

Ⅳ型:骨盆环断裂的骨折。骨折或关节分离产生骨盆环的不稳定,包括:①双侧耻骨支骨折;②一次耻骨支骨折或耻骨联合分离累及骨盆后部骨折或骶髂关节分离;③骨折累及前环和髋臼。

三、临床表现

儿童骨盆骨折表现与成人骨盆骨折相似,但又有一些与成人不同的特征,主要临床表现有以下几点:

1. 体格检查　询问病史时应着重了解损伤机制、暴力大小和方向。仔细地体格检查有无肉眼可见的骨盆畸形和下肢短缩,阴囊、阴唇和腹股沟周围有无肿胀、瘀斑,触诊以确定骨盆不稳定的程度。最常见的异常骨盆不稳定体征是骨盆触痛。骨盆骨折体格检查具有敏感性和特异性,但是患儿如有意识障碍,可能影响检查的敏感性和特异性,同时要注意腹腔脏器、泌尿生殖系统、神经系统和会阴部、阴道的检查。开放骨盆骨折在儿童中的表现不典型,易漏诊,因此,应对每例儿童骨盆骨折患者进行仔细检查,注意阴囊、阴唇和腹股沟周围有无肿胀、瘀斑,阴道及尿道有无出血,直肠指诊是必要的检查之一。怀疑有泌尿系统损伤时可行逆行造影检查。

2. X 线检查　包括 3 个标准的骨盆像,即入口、出口和前后位像。另加闭孔斜位和髂骨斜位像,有利于髋臼骨折和三角软骨损伤的诊断。

3. CT 扫描　对骨盆骨折的诊断很有价值,可清晰地显示骶髂关节后复合体。但 CT 扫描在急诊处理时难以及时应用,且增加患儿的射线接触量。

4. 三维 CT 检查　三维 CT 虽然射线剂量较大,但可大大提高儿童骨盆骨折的诊断率,对外伤性骨盆骨折或髋臼骨折确定损伤范围和制订治疗方案具有重要意义。其对复杂性损伤尤为适宜。

5. 骨盆对角线测定 儿童骨盆骨折的诊断较为困难,尤其是骨盆环后部结构、骶骨侧方及骶髂关节的损伤。因为许多骨盆骨折为非典型的,诊断非常困难。为此提出骨盆对角线概念,即用普通前后位 X 线片,从骶髂关节的下缘到对侧髋臼底内侧的中点连线,正常情况下两侧对角线长度相等或差别 <4mm。髂骨侧方单侧骨折伴骶髂关节损伤者对角线长度相差可达 6~8mm,前后环同时损伤者对角线长度相差可高达 13~25mm。

四、急救原则

儿童骨盆髋臼骨折往往有严重的合并伤,多需要紧急抢救。骨盆骨折的疗效取决于损伤部位和类型。治疗要求骨盆骨折的确切复位和稳定的固定,以减少可能的骨盆畸形、步态异常、骶髂或髋关节骨性关节炎,以及其他影响工作和正常生活的后遗症。

早期文献认为儿童骨盆骨折的治疗仅限于支持疗法,大部分患儿卧床几天至 1 周,疼痛能够忍受,且其他损伤允许时即可下床。对有耻骨联合分离和骶髂关节分离者则行髋人字石膏固定。部分患儿需行牵引复位,对保守治疗不能复位的患儿再行切开复位内固定治疗。近十几年来治疗的观点有了改变,对儿童的不稳定和移位骨折要予以固定。多数医师倾向于使用外固定,通过减少骨盆容量而治疗腹膜后出血,减轻疼痛,便于护理和多发伤的治疗,并允许早期活动。对严重移位的不稳定骨折,外固定不能足以维持复位,如后部损伤(骶髂关节分离)需进行内固定治疗。如存在移位的髋臼骨折,要恢复关节的完整性,需选择切开复位牢固内固定并早期活动。

五、注意事项

1. 及早临时固定和液体复苏　儿童骨盆骨折急救的原则同成人相似,首先重视生命体征及呼吸、循环系统的检查,怀疑存在骨盆骨折时尽早应用骨盆带、床单临时固定。因为儿童骨盆骨折失血性休克的表现不典型,因此,更应当积极进行液体复苏,而不是等到出现失血性休克的表现后再予处理。

2. 纱布填塞止血　儿童血管出血后收缩性更好,对血管活性因子的反应更灵敏,这种特性在动脉中表现比静脉中更加突出。因此,儿童骨盆骨折出血多是因为静脉或骨折块出血。动脉造影栓塞更适合于治疗动脉出血,纱布填塞更适于来自静脉和骨折块的出血,特别是伴有腹部外伤需要剖腹探查时。因此,推荐使用纱布填塞止血,而不建议动脉栓塞。

3. 开放骨盆骨折伴直肠损伤应尽早造瘘,控制感染　同成人骨盆骨折相同,儿童开放骨盆骨折伴有直肠及结肠损伤时应尽早造瘘,以控制感染。造瘘位置应当由骨科同普外科共同决定,防止造瘘口影响和污染骨盆骨折的手术切口。

4. 早期闭合复位和外固定　多数学者认为,不稳定性骨折应该早期闭合复位和外固定,减少骨盆移位和再出血,控制或减少出血,可明显降低复杂骨盆骨折的死亡率及致残率。早期骨牵引和外固定对治疗儿童骨盆骨折极为重要。儿童骨折治疗最重要的是对线,保证良好的力线。笔者认为,对于外固定治疗不稳定性骨折应该注意以下方面:①术前明确骨折类型:通过骨盆前后位、入口位、出口位 X 线片及 CT 扫描明确骨折类型,有报道其准确率可达 96%,两者相互补充;②患儿年龄不应过小:年龄越小,髂骨板越薄,不易稳定钢针,也有穿通进入盆腔损伤内脏的危险;③使用外固定架一定要小心,因为通过髂嵴的斯氏针有可能损伤局部的生长板。

第六章 特殊类型骨盆骨折

六、典型病例

病例 1：患者男性，10 岁。车祸伤致 B 型骨盆骨折（图 6-1）。

病例 2：患者男性，9 岁。B 型骨盆骨折 - 左侧骶髂关节脱位（图 6-2）。

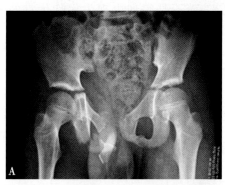

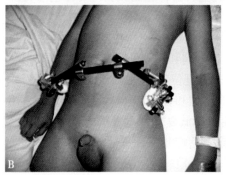

图 6-1　刑某，10 岁，车祸伤致 B 型骨盆骨折

A.急症行 X 线片示 B 型骨盆骨折：左侧骶髂关节脱位、耻骨联合分离、双侧耻骨上下支骨折，双侧髂骨不对称，左侧髂骨内翻（侧方挤压型损伤）；B.初步抢救后行闭合复位、外固定架固定术，控制骨盆容积，初步固定骨盆

148

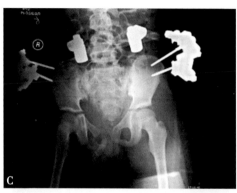

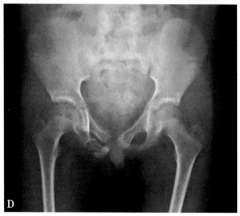

图 6-1(续)

C. X 线片,可见耻骨联合较术前复位改善、双侧髂骨基本对
称;D.术后 2 个月去除外固定支架后 X 线片,可见双侧髂骨
对称、耻骨联合复位,不需内固定治疗

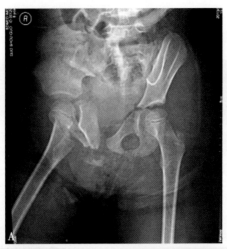

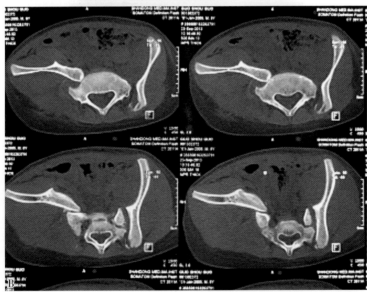

图 6-2　李某, 9 岁, B 型骨盆骨折 - 左侧骶髂关节脱位
A. 入院后骨盆前后位 X 线片; B. 入院后骨盆 CT

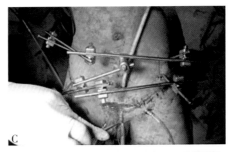

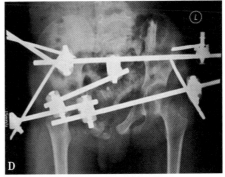

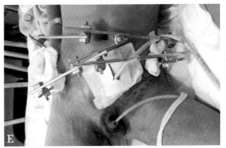

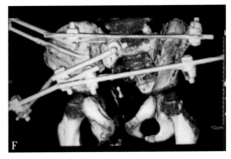

图 6-2(续)
C、D. 患者行切开复位、外固定架固定术后照片;E、F. 患者外固定术后,骶髂关节复位可,双侧对称

第二节　老年骨盆骨折

老年骨盆骨折的特点是创伤轻,骨折重,出血多,合并伤少,诱发心脑肺疾病,死亡率高。

一、老年骨盆骨折的特点

1. 多为粉碎性骨折,低能量损伤往往导致严重粉碎骨折　老年人由于骨骼中的有机物减少,导致骨的脆性增加,因此同等程度暴力造成的骨盆髋臼骨折,粉碎程度一般比年轻人严重。关节面的压缩和塌陷也多见,髋臼被比较坚硬的股骨头撞击,撞击部位多发生关节面的压缩和塌陷。

2. 出血多　老年人血管弹性差,而且多伴有动脉粥样硬化等血管病变,血管对肾上腺素、血管加压素等机体释放的血管活性因子敏感性不高。因此,骨盆骨折后血管损伤导致的出血量增加。随着骨质疏松的进展,骨质内部血窦的孔径增加,骨膜变薄,在发生脆性骨折时,骨折块引起的出血量比年轻人也明显增加。

3. 外固定控制骨盆容积效果差,纱布填塞不理想　老年人皮肤、软组织松弛,腹腔容量可无限扩展,在应用骨盆带、被单或外固定架初步固定骨盆骨折后,腹腔容积仍有增加的空间。因此,外固定控制容积效果比年轻人更差。纱布填塞因为腹腔内无法形成足够的压力,而止血效果也变差。

4. 造影栓塞可以更多考虑,但是需要再次栓塞可能性大　因为外固定及纱布填塞的止血效果不理想,相对于年轻人骨盆骨折,老年人骨盆骨折可以更多地考虑动脉造影栓塞。但是,在老年人中,造影栓塞的成功率并不比年轻人更高,需要再次栓塞可能性大。而且,造影栓塞依然有它的固有缺点,准备时间长,设备要求高,对静脉出血控制效果差等。这使老年人骨盆骨折出血的治疗更加困难。

5. 并发症多,诱发心脏病最常见　老年人心肺功能差,合并疾病往往较多。其中,最常见的是缺血性心脏病,包括冠心病和心肌梗死等,骨盆骨折也可以诱发缺血性心脏病的发生。而且,在发生骨盆骨折大出血时,血容量突然减少,这可以诱发心力衰竭和心源性哮喘。心力衰竭则容易同失血性休克相互掩盖,容易漏诊。因此,在老年骨盆骨折中应特别强调早期积极的液体复苏,以减少缺血性心脏病和心力衰竭的发生概率。

6. LC 多见,同年轻人不同的是更易引起大出血　老年骨盆骨折的受伤机制同年轻人不同,多数是因行走时受侧方车辆撞击引起,因此,多见侧方挤压骨折。但同年轻人 LC 骨折出血较少不同的是,因为老年人骨质疏松、骨折严重粉碎、血管反应差等因素,骨盆骨折多引起大出血。

二、临床表现

老年骨盆骨折临床表现与成人骨盆骨折相似,但又有一些与成人不同的特征。

详细的病史是诊断骨盆骨折的关键,如果有外伤史诊断并不困难;但是,骨质疏松性骨折患者往往没有外伤史或者外伤很轻微。如果骨折累及耻骨,患者往往主诉腹股沟区钝性酸痛。骶骨骨折可以表现为下腰痛,也可以放射到臀部,多数患者并无神经症状。如果怀疑骨盆骨折,体格检查需要触诊耻骨支,检查双侧很有必要,因为与健侧比较,通常这一区域痛觉很敏感。在评价骶骨时,触诊疼痛很明显。

老年骨盆骨折 X 线片表现各异,有些直到后期骨折愈合时才被发现。骨折发生的典型位置,有耻骨支、耻骨联合周围、骶骨翼和髂骨翼。这些部位早期 X 线片可以表现为模糊的放射透明线,容易被肠气掩盖。

三、急救原则

老年骨盆骨折出血量多,死亡率高,预后差,其治疗原则是积极抢救生命,注重保守治疗,必要时快速外固定,更积极地输血,适当考虑造影栓塞止血。内固定治疗须严格掌握手术适应证。即使积极抢救,老年骨盆骨折预后仍较差,抢救成功率低,对创伤医生是一项挑战。

老年人并发症多,尤其是心血管系统疾病,这是造成老年骨盆骨折急救预后差的重要原因,应当引起特别的注意。心血管系统疾病可由骨盆骨折诱发,并相互掩盖,对骨盆骨折急救的影响表现在干扰低血容量的判断、更易产生酸中毒和凝血功能障碍、对输血量要求更多等。对创伤医生,掌握一定的老年心血管系统疾病知识,并同内科的合作非常关键。

四、急救注意事项

1. 首要的是呼吸、循环,再次是脑、肾功能,最后是骨折的处理　在老年人骨盆骨折急救时,尽早积极液体复苏和开放呼吸道是降低死亡率的关键。对肾功能和中枢神经系统的检查也应当得到足够的重视。应当进行系统的体格检查防止合并伤的漏诊。骨盆骨折在急救时应进行快速的外固定。在病情稳定后,再进行最终的治疗。

2. 在诊断低血容量时,降低对低血压、心率快的判断标准　老年人心功能差,血管弹性减低,对血管活性因子反应敏感性降低。因此,在骨盆骨折出血,血容量减低时,心血管系统代偿能力差,心率增快的程度和血压降低的程度比年轻人更小。在老年人中诊断低血容量时,判断低血压、心率快的标准应当降低,在心率未升至 100 次 / 分,平均血压未降至 90mmHg 之前就应当给予 4~6U 的红细胞。

3. 监测乳酸、低体温、凝血功能　酸中毒、低体温和凝血功能障碍是创伤致死三联征(the trauma triad of death)。这在老年人骨盆骨折中更加明显。保温毯、动脉血气分析和凝血常规检查在急救过程中很容易实现。同时,在早期液体复苏时,应当注意对酸中毒的纠正。在输血时,每 5~10U 红细胞,应输注 1 个治疗剂量的血小板(16U)。

4. 多学科合作，尤其是内科合作 骨盆骨折急救本身强调多学科合作。老年骨盆骨折并发症多，尤其是合并心脏病多见，因此在急救时，特别强调内科的合作，这对于鉴别掩盖在失血性休克中的心力衰竭非常关键。合并伤的处理，则需要胸外科、普外科、泌尿外科等的合作，这同年轻人骨盆骨折急救相同。

5. 就近治疗，转运途中死亡率最高 虽然有文献报道高级创伤中心可以降低老年骨盆骨折的并发症，这主要是因为重视早期液体复苏和后期合适的骨折治疗方案。同时，文献也指出，在转运途中，老年骨盆骨折的死亡率最高，因此，强调就近进行抢救，不宜直接转运至距离较远的创伤中心。

五、病例分析

病例：患者女性，72岁。车祸伤致右侧髋臼骨折（图6-3）。

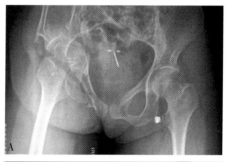

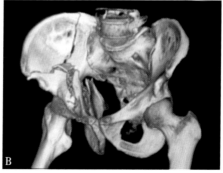

图6-3 女，72岁，车祸伤致右侧髋臼骨折
A. 入院后急救复苏，急症行X线片，见右侧髋臼骨折；B. 病情平稳后，行CT检查，见右侧髋臼双柱骨折，骨折块粉碎

第三节　妊娠骨盆骨折的急救

妊娠骨盆骨折的特点是创伤重,死亡率高。妊娠妇女死亡率为 10%,胎儿死亡率 50%~65%。急救以妊娠妇女生命为优先,孕周 >28 周时,可以考虑剖宫产以增加妊娠妇女和胎儿的生存率。

一、妊娠骨盆骨折的特点

1. 胎儿死亡率高　妊娠骨盆骨折中胎儿死亡率为 50%~65%。即使胎儿在创伤后存活,也有较高的早产和神经系统发育障碍发生率,而且在成长过程中有较高的脑瘫和发育迟缓的发生率,这可能与妊娠妇女低血压和胎盘栓塞引起的胎儿缺氧有关。妊娠 >12 周时,即便小的创伤也能引起早产、胎盘栓塞和胎儿死亡。

2. 妊娠妇女死亡率同车祸伤有关,同骨折类型、妊娠周数无关　一项 101 例妊娠骨盆骨折的回顾性研究报道,妊娠妇女和胎儿的死亡率在车祸伤中高于高处坠落伤,而与骨盆骨折的类型无关,与妊娠周数也无关。相对而言,妊娠髋臼骨折的妊娠妇女和胎儿死亡率更低。

3. 妊娠妇女血容量增加　妊娠 >20 周时,妊娠妇女血容量明显增加,失血量 >1500ml 时才会表现出血流动力学不稳,而胎儿可能已经处于休克。在液体复苏时,也比正常需要多输注 50% 的液体。同时,妊娠妇女动脉血 CO_2 分压比正常低,如果血气分析显示 $PaCO_2$ 为正常值,则说明胎儿已经缺氧。

4. 卧位时子宫压迫下腔静脉,骨盆带和床单会加重这种情况,应当采取左侧卧位 15°　妊娠 >12 周时,增大的子宫在平卧位时会压迫下腔静脉,阻止静脉回流,减少回心血量,降低心脏排量。在急救时,应用骨盆带和床单临时固定时,这个问题会进一步加重。左侧卧位 15° 可以让子宫滑向左侧,减轻下腔静脉受压程度,增加30%的心排量。当患者状况不稳定,无法左侧卧位或者合并脊柱骨折时,可以采用在左侧加楔形垫或者整床旋转15°的方法。如果有经验丰富的产科医生在场,可以手法将子宫向左移,以达到相同的目的。

二、临床表现

妊娠妇女骨盆骨折是一种特殊类型的损伤,需要详细的病史、妊娠周期和外伤情况。在钝性创伤时,妊娠妇女容易遭受腹部创伤。其中,胎儿创伤表现与母体妊娠月龄密切相关。妊娠到12周时,胎儿完全限制在骨盆内,得到相应的保护。在妊娠第3个月时,由于胎儿位于骨盆外,羊水量减少,子宫壁变薄,此时胎头固定,从而更容易受伤。所以,母体骨盆骨折时胎头创伤(硬膜下和蛛网膜下腔出血、颅骨骨折)均有报道。

特殊检查有助于妊娠妇女骨盆骨折的诊断和胎儿状况的判断。虽然超声有可能漏掉严重的胎盘早剥,但是它可以帮助确定妊娠时间和胎儿的活力,同时可以明确母体有无腹腔损伤。对于所有妊娠超过20~24周的患者,应该进行胎心、产力描记术监测。CT有助于诊断母体损伤,同时可以发现胎盘早剥。由于母体存活是保证胎儿存活最重要的因素,因此大多数学者提倡对任何母体损伤进行必要的放射学检查以明确诊断。检查时尽可能采用屏蔽以避免不必要的放射线。

三、急救原则

妊娠妇女骨盆骨折的急救原则是优先抢救妊娠妇女。因为妊娠妇女的及时复苏和急救能够增加胎儿的成活率,而不合时宜的保胎对妊娠妇女和胎儿都是致命的。孕周>24周时,可以通过引产和保温箱增加胎儿的成活率,这对妊娠妇女的急救和止血有帮助。孕周<24周时,胎儿离开子宫后无法存活。其中,抢救妊娠妇女的理念是减少持续出血、止痛、左侧卧位、早期外固定。对足月胎儿存活的患者,通常采用牵引或者外固定维持

骨盆暂时稳定。在凝血状态稳定后,可以采用手术治疗。

合并妊娠的骨盆骨折是我们创伤骨科医生所面临的一组特殊群体。在急诊情况下,矫形外科医师需要积极发现和处理软组织损伤。确实进行骨盆检查,并请妇产科和泌尿科医师会诊。

四、急救注意事项

1. 阴道口出血应高度警惕　孕周 <12 周时,妊娠表现不明显,因此,需要对所有育龄期女性骨盆骨折患者行尿妊娠试验。阴道口出血时,除阴道损伤外,应排除胎盘前置、胎盘早剥、流产等,也有可能是膀胱损伤。

2. 胎儿的处理　一般认为,孕周 >24 周时,胎儿离开子宫可以存活,但是 <30 周时脑瘫概率明显增高。对于 >24 周的妊娠骨盆骨折,应当进行胎心监测和宫缩监测。如果患者昏迷,可以根据子宫的位置判断妊娠周数。如果妊娠妇女发生心搏骤停或已经进行心肺复苏,急症剖宫产应在心搏骤停 5 分钟内进行,以增加妊娠妇女和胎儿的存活率。

3. 大出血和凝血障碍　由于血液中凝血因子增加,妊娠时母体处于血液的高凝状态。胎盘和羊水有高浓度的组织凝血活酶。胎盘早剥和羊水栓塞增加了弥散性血管内凝血的风险。如果孕周 >24 周,在发生胎盘剥离或子宫破裂时,应当进行急症剖宫产,并送入新生儿监护室。如果妊娠妇女存在大出血和凝血障碍,应行子宫切除术。稳定骨骼,血小板、纤维蛋白原和凝血因子的置换是治疗产科损伤的辅助方法。

4. 放射学检查对胎儿的影响　由于母体存活是保证胎儿存活最重要的因素,因此大多数学者提倡对任何母体损伤进行必要的放射学检查以明确诊断。妊娠 2~15 周的胎儿在中间和高剂量放射暴露时有发生躯体畸形的额外风险。常规骨盆 X 线片暴露粗略估计 2mGy。作者推荐:妊娠 1 个月时可能的胎儿放射暴露接近 10mGy。

五、典型病例

病例:患者女性,22 岁。妊娠 20 周(图 6-4)。

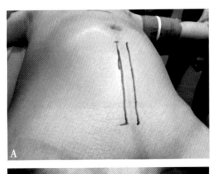

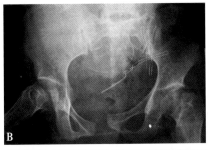

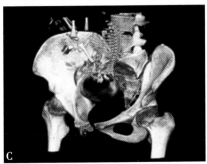

图 6-4　刘某,22 岁,妊娠 20 周

A. 车祸伤后,腹部肿胀淤青,初步复苏后,决定行剖宫产术;
B. 骨盆前后位 X 线片示:耻骨联合分离,右侧耻骨支骨折和骶髂关节分离;C. 腹中死胎

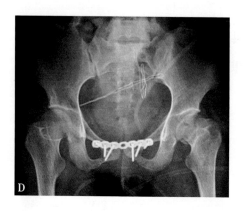

图 6-4(续)

D. 病人病情平稳后行内固定治疗, 对耻骨联合和耻骨支复位固定

参考文献

1. 周东生. 骨盆创伤学. 第 2 版. 济南:山东科学技术出版社,2009

2. 郝振海,周东生,张进禄. 九十岁以上老年人髋部骨折 75 例临床分析. 中国骨与关节损伤杂志,2006,21(5):347-349

3. Dong J,Hao W,Wang B,et al. Management and outcome of pelvic fractures in elderly patients:a retrospective study of 40 cases. Chin Med J(Engl), 2014,127(15):2802-2807

4. 傅佰圣,周东生,李连欣,等. 骨盆骨折合并阴道损伤的早期诊断和治疗. 中华骨科杂志,2013,33(2):102-110

5. 董金磊,周东生,李连欣,等. 转流性结肠造瘘在骨盆骨折合并会阴部损伤中的应用. 中华骨科杂志,2011,31(11):452-460

6. 李庆虎,周东生,杨永良. 比较纱布填塞术与造影栓塞术治疗骨盆骨折大出血的效能. 中华骨科杂志,2014,34(4):251-259

7. 潘进社,彭阿钦,张英泽. 儿童骨盆骨折. 中华骨科杂志,2000,20(6): 375-377

8. Ting B,Zurakowski D,Herder L,et al. Preinjury ambulatory status is associated with 1-year mortality following lateral compression Type I fractures

in the geriatric population older than 80 years. J Trauma Acute Care Surg, 2014,76(5):1306-1309

9. Johnson-Vaught LD. Comminuted pelvic fracture with retroperitoneal bleed in a geriatric patient:a case study. Adv Emerg Nurs J,2013,35(3):192-206

10. Karunakar MA,Goulet JA,Mueller KL,et al. Operative treatment of unstable pediatric pelvis and acetabular fractures. J Pediatr Orthop,2005, 25(1):34-38

11. Shore BJ,Palmer CS,Bevin C,et al. Pediatric pelvic fracture:a modification of a preexisting classification. J Pediatr Orthop,2012,32(2):162-168

12. Hearty T,Swaroop VT,Gourineni P,et al. Standard radiographs and computed tomographic scan underestimating pediatric acetabular fracture after traumatic hip dislocation:report of 2 cases. J Orthop Trauma,2011,25 (7):68-73

13. Starr AJ,Ortega G,Reinert CM. Management of an unstable pelvic ring disruption in a 20-month-old patient. J Orthop Trauma,2009,23(2):159-162

14. Gänsslen A,Hildebrand F,Heidari N,et al. Pelvic ring injuries in children. Part I:Epidemiology and primary evaluation. A review of the literature. Acta Chir Orthop Traumatol Cech,2012,79(6):493-498

15. Vo NJ,Althoen M,Hippe DS,et al. Pediatric Abdominal and Pelvic Trauma:Safety and Efficacy of Arterial Embolization. J Vasc Interv Radiol, 2014,25(2):215-220

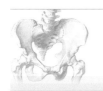

第七章

骨盆骨折急救的内固定原则

　　骨盆骨折为高能量损伤,常常合并其他部位损伤及大量出血、开放性骨盆骨折。骨盆骨折病情危重,进展快,必须进行全面的体格检查,评估伤情,迅速抗休克,迅速处理危及生命的损伤,如颅脑外伤、胸腹部损伤。在患者合并其他部位损伤及大量出血、开放性骨盆骨折时,先行骨盆外固定架固定治疗不稳定性骨盆骨折是一种非常有效的治疗方法。待病情稳定再行特殊部位切开复位内固定,能有效地纠正畸形,最大限度地减少后遗症的发生。而对于入院时病情稳定,无生命危险的患者,可择期行切开复位内固定术。

第一节　急性期(早期)内固定处理原则

　　对于骨盆骨折患者,首先应进行生命体征检查,特别是血流动力学评价,再对包括骨盆稳定性在内的损伤特点进行评估,评估以后再根据损伤的具体情况进行个体化治疗。

　　1. 对于入院时病情稳定,无生命危险的闭合骨盆骨折患者,可择期行切开复位内固定术。

　　2. 当合并其他脏器损伤的闭合骨盆骨折,相关科室急症行手术治疗时,如生命体征平稳,可同期行内固定治疗。但多以简单快速有效的外固定架固定为主,待病情平稳后,二期行切开复位内固定。

3. 对于开放性骨盆骨折,山东省立医院创伤骨科对其分为4级(如前章节所述)。

Ⅰ级开放性骨盆骨折:处理局部伤口,清创后修复血管等软组织,可一期行骨折内固定。

Ⅱ级开放性骨盆骨折合并泌尿系损伤:在行膀胱或尿道修补术时,可同期行骨折复位内固定。

Ⅱ级开放性骨盆骨折合并阴道损伤:如果骨块移位明显,应及时行切开复位内固定,同时行阴道修补术。

Ⅱ级开放性骨盆骨折合并腹腔实质性脏器损伤:行剖腹探查时,若生命体征平稳,可同期行骨折内固定。

当开放骨盆骨折合盆腔感染、脓肿形成,直肠损伤时,应选择外固定。Ⅲ级和Ⅳ级开放性骨盆骨折急性期多无内固定指征。

典型病例

患者女性,Ⅱ级开放性骨盆骨折(合并阴道损伤)(图 7-1)。

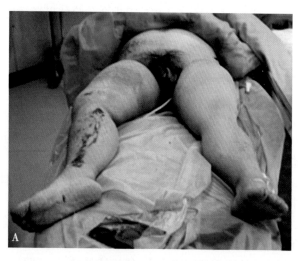

图 7-1 王某,Ⅱ级开放性骨盆骨折(合并阴道损伤)

A. 患者转入我院时情况,可见右下肢广泛缺血坏死性瘀斑

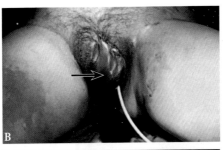

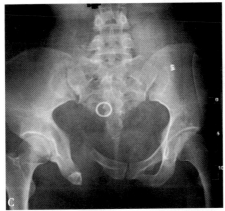

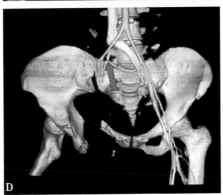

图 7-1(续)

B. 可见会阴大阴唇高度水肿,阴道出血(箭头所示);C. 术前
骨盆前后位 X 线片示骨盆 C3 型骨折;D. 术前 CTA 示右侧
髂总动静脉完全损伤、闭塞(箭头所示)

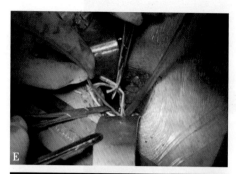

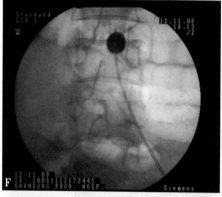

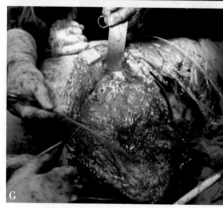

图 7-1（续）

E、F. 急诊行暂时性腹主动脉阻断术；G、H. 术中行右侧髋关节离断术、外固定架固定术、钢板固定右侧耻骨支

166

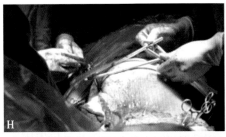

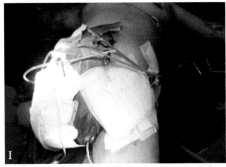

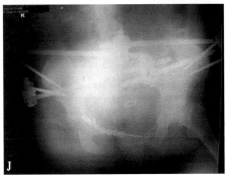

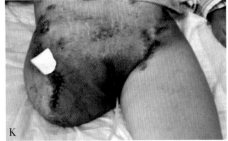

图 7-1(续)
I、J. 病人术后情况及骨盆
X 线片;K. 外固定架拆除后
患者情况,伤口已基本愈合

第二节　亚急性期(二期)内固定处理原则

大量研究表明,骨盆骨折伴有较高的远期致残率,尤其是伴有骶髂关节脱位者。采用手术治疗不稳定骨盆骨折是治疗的一大进展。骨盆骨折患者在经过急救后,病情稳定后7~10天可考虑行骨折内固定。切开复位内固定有其优点:获得解剖复位并得以维持,获得良好的骨盆稳定性,便于护理和患者生活。但切开复位内固定也存在如下风险:大出血、神经损伤、大血管损伤、皮肤坏死和感染、骨不连、内固定失效等。各种类型的骨盆骨折各有其特点,应根据患者详细的影像学检查及临床物理检查,评估出每一例骨盆骨折的特点,同时应考虑相关因素,如患者的要求、心理因素、年龄、血流动力学、护理条件及术后康复条件等,才能制订出一套合理的治疗方案。正确的治疗方案有助于最终获得良好的临床效果。

一、骨盆骨折切开复位的适应证

1. 不稳定型骨盆骨折是绝对适应证;
2. 多发伤合并有明显移位骨盆骨折;
3. 耻骨联合分离 >2.5cm;
4. 骶髂关节脱位 >1cm;
5. 无严重污染的开放性骨折损伤;
6. 外固定后残留移位。

二、骨盆骨折切开复位的禁忌证

1. 一般情况差,不能耐受手术者;
2. 骨盆局部软组织条件差,皮肤缺血坏死、剥脱伤等;
3. 腹部存在潜在的感染因素;
4. 高龄骨盆骨折并有严重骨质疏松者。

三、不同类型骨折的内固定处理原则

(一) Tile A 型:稳定型骨折

1. A1 型　撕脱骨折。此型骨折多发生于青少年,表现为骨盆边缘部分的撕脱,大多保守治疗可取得良好的效果。若撕脱骨折是大骨块或移位明显,应切开复位内固定,螺钉固定,恢复其功能。

2. A2 型　孤立的髂骨翼骨折或移位轻微的骨盆环骨折。

(1) A2.1 型:孤立的髂骨翼骨折。如髂骨翼明显变形或骨折移位明显,行切开复位内固定有利于恢复周围肌肉的功能和患者的正常肢体形态。采用短接骨板内固定即可。

(2) A2.2 型:无移位的或移位轻微的稳定性骨盆骨折。此类骨折多见于患有骨质疏松症的老年人,可采用保守治疗。

(3) A2.3 型:孤立的骨盆前环损伤。此类骨盆损伤多因骑跨伤所致,骨盆后环无损伤,是外力自前方直接打击所致,若耻骨支移位情况可接受,可行保守治疗,若移位明显,常可出现骨不连或功能障碍,应行切开复位内固定。

3. A3 型　骶尾骨的横形骨折。此类骨折位于骨盆环远端,不影响骨盆环,也不影响骨盆的稳定性。

(1) A3.1 型:骶骨骨折或骶尾骨脱位。多由高处跌落导致,可保守治疗。

(2) A3.2 型:无移位的骶骨横形骨折。可采用非手术治疗。

(3) A3.3 型:有移位的骶骨横形骨折。此类骨折属于严重的骨盆骨折,可伴有骶神经损伤,手术与否以是否有神经功能损伤为基础。若患者存在神经症状,可行切开复位,也可采用骶骨椎板切除同期内固定手术,以解除对神经根的压迫;若患者无神经症状,则完全可以采用保守治疗。

(二) Tile B 型:部分稳定型损伤

B 型损伤以旋转不稳定为特征,在垂直方向和后方稳定。旋转不稳定分为两种类型:外旋型(B1 型)和内旋型(B2 型)。

1. B1 型　单侧或双侧翻书样损伤。对此型损伤处理方法的前提是正确的分型。首先考虑因素是耻骨联合分离的宽度，将其分为两组：

（1）耻骨联合分离 <2.5cm：盆底膈的韧带、纤维组织通常是完整的，骶髂前韧带也多完整。在此类损伤中，因外力较弱，所以脏器损伤、大出血等并发症少见。耻骨支骨折但移位较轻者，可保守治疗。

（2）耻骨联合分离 >2.5cm：若有移位明显的耻骨支骨折，其后环损伤无论是单侧或双侧，都应考虑到盆底膈的损伤，包括骶髂前韧带、骶棘韧带。多选择切开复位内固定，使骨盆环稳定。可用 1~2 块重建接骨板固定，专用于耻骨联合的 L 形接骨板固定；经皮交叉空心钉固定。

2. B2 型　侧方挤压型损伤。骨盆后环部分断裂，内旋不稳定，垂直稳定可分为同侧型及双侧型侧方挤压型损伤。两种类型都表现为内旋不稳定，主要区别表现在骨折移位方向不同：同侧型表现为下肢内旋；双侧型表现为内旋加上移，即本侧前环损伤加对侧后环损伤。

（1）同侧型挤压损伤：①单侧耻骨支骨折：较少需要切开复位内固定，仰卧位卧床通常可取得良好的效果。②耻骨联合交锁：需在麻醉下复位，同时应用接骨板固定。③斜行骨折：如果不合并其他脏器损伤，保守治疗可获得满意的疗效。部分患者可采用微创治疗，经皮打入 1 枚空心钉加压固定，也可用重建接骨板固定。

（2）对侧型挤压损伤（桶柄样损伤）：患者年轻或下肢短缩 2cm 以上，有无法接受的畸形时，可选择手术治疗；移位明显的耻骨支骨折、过度分离的耻骨联合也是手术适应证。固定方法多采用接骨板固定；也可微创在透视或导航下经皮打入螺钉固定耻骨上支。

3. B3 型　双侧型 B 型损伤。此类损伤双侧都是 B 型损伤，即双侧均为部分稳定，但垂直方向上稳定。可分为 3 个亚型：

B3.1 型：双侧都是翻书样损伤；B3.2 型：一侧是 B1 型损伤，即单侧翻书样损伤，而对侧则是 B2 型损伤，即侧方压缩损伤；B3.3型：较常见，双侧 B2 型损伤。此型损伤多采用手法复位后卧床休养，或外固定。切开复位内固定较少应用。

（三）Tile C 型：完全移位，水平、垂直方向皆不稳定的骨盆骨折

此型损伤为高能量损伤，合并较多并发症，有较高的致残率及致死率。骨盆环可有单侧（C1 型）或双侧（C2 或 C3 型）的损伤。骨盆环经耻骨联合或耻骨支前方分离，后方经一侧或双侧骶髂复合体分离。盆膈及骶棘韧带、骶结节韧带等断裂，骨盆环有 3~4 处骨折，为最不稳定的骨盆骨折。

此型损伤中，许多患者的半侧骨盆明显向上移位，需在骨牵引后，行切开复位内固定术。其处理原则是使不稳定的骨盆恢复稳定性。内固定是治疗不稳定骨盆骨折的主要方法，主要优点：可使全骨盆稳定，迅速减轻患者疼痛，利于早期活动，便于护理，利于止血，减少出血量，降低骨折延迟愈合、不愈合等并发症的发生率。手术应对骨盆前环及后环均给予固定，可以最大限度地获得骨盆稳定性。但对其手术时间的选择，山东省立医院创伤骨科认为在患者病情稳定，伤后 1~2 周为手术的较佳时机。伤后 1 周内行内固定风险较大，伤后 2 周以上再行复位内固定会增加难度。

四、内固定手术方式

1. 若前环损伤经耻骨联合，则应采取经耻骨联合处内固定，维持前环的稳定性。必要时可采用双接骨板固定，对维持整个骨盆的稳定性至关重要。前环损伤经耻骨支，可采用切开复位内固定。位置偏中线的耻骨支骨折可经耻骨上弧形切口（Pfannenstiel 切口）实行内固定，位置偏外的骨折显露较困难，多采取经髂腹股沟切口。

2. 后环损伤的处理　对于一侧骶髂关节脱位，宜行前路手

术,其主要风险是误伤 L_5 神经根。可用重建接骨板固定。山东省立医院创伤骨科应用具有自主专利的蝶形解剖接骨板固定骶髂关节脱位取得良好的效果。若同时合并骶骨骨折或有双侧骶髂关节脱位,宜行后路手术。后路的固定方法:

(1)骶髂关节脱位:可用经骶髂关节拉力螺钉,经髂骨棒(骶骨棒)、经两侧髂骨重建接骨板等。植入物不穿过骶骨,对神经的干扰最小,但无论是开放还是闭合穿入接骨板或髂骨棒,都须在透视下进行,避免过度加压,保护 L_5 神经根。

(2)骶骨骨折:经双侧髂后上棘的横形固定(经髂骨棒)是一种安全有效的方法;应用拉力螺钉打入骶骨体直接固定骨折,但可能出现螺钉进入骶孔或加压过度,骶神经根或马尾神经根受损伤的概率将增大,须严密观察。联合固定包括后壁经髂骨重建接骨板固定或经骶髂关节加压螺钉固定。

参考文献

1. 周东生.骨盆创伤学.第 2 版.济南:山东科学技术出版社,2009

2. Dong J,Hao W,Wang B,et al. Management and outcome of pelvic fractures in elderly patients:a retrospective study of 40 cases. Chin Med J(Engl),2014,127(15):2802-2807

3. Vikmanis A,Vikmanis A,Jakusonoka R,et al. Mid-term outcome of patients with pelvic and acetabular fractures following internal fixation through a modified Stoppa approach. Acta Orthop Belg,2013,79(6):660-666

4. Starr AJ,Ortega G,Reinert CM. Management of an unstable pelvic ring disruption in a 20-month-old patient. J Orthop Trauma,2009,23(2):159-162

5. Gänsslen A,Hildebrand F,Heidari N,et al. Pelvic ring injuries in children. Part I:Epidemiology and primary evaluation. A review of the literature. Acta Chir Orthop Traumatol Cech,2012,79(6):493-498